Ruzanna Hovsepyan

Brunstsynchronisation bei Jungrindern für den Embryotransfer

Ruzanna Hovsepyan

Brunstsynchronisation bei Jungrindern für den Embryotransfer

Progesteronpräparate in Kombination mit einer Prostaglandin Applikation zur Brunstsynchronisation von Empfängertieren für den Embryotransfer

Südwestdeutscher Verlag für Hochschulschriften

Impressum / Imprint
Bibliografische Information der Deutschen Nationalbibliothek: Die Deutsche Nationalbibliothek verzeichnet diese Publikation in der Deutschen Nationalbibliografie; detaillierte bibliografische Daten sind im Internet über http://dnb.d-nb.de abrufbar.

Bibliographic information published by the Deutsche Nationalbibliothek: The Deutsche Nationalbibliothek lists this publication in the Deutsche Nationalbibliografie; detailed bibliographic data are available in the Internet at http://dnb.d-nb.de.

Verlag / Publisher:
Südwestdeutscher Verlag für Hochschulschriften
ist ein Imprint der / is a trademark of
OmniScriptum GmbH & Co. KG
Heinrich-Böcking-Str. 6-8, 66121 Saarbrücken, Deutschland / Germany
Email: info@svh-verlag.de

Herstellung: siehe letzte Seite /
Printed at: see last page
ISBN: 978-3-8381-1588-7

Zugl. / Approved by: Hannover, TiHo, Diss., 2009

Meinen Eltern und

Ben

Նվիրվում է ծնողներիս և իմ Կյանքիկին՝ Բենին

1. Einleitung

Die Brunstsynchronisation stellt heutzutage eine wichtige Voraussetzung für einen erfolgreichen Embryotransfer (ET), eine terminorientierte Besamung und für die Rationalisierung des fortpflanzungsbiologischen Herdenmanagements bei Kühen und Jungrindern dar.

Die höchsten Kosten für den ET verursacht letztendlich die zeitlich abgestimmte Beschaffung und Bereitstellung geeigneter Empfängertiere. Mit jedem nicht erfolgreich durchgeführten ET erhöhen sich die spezifischen Synchronisations-, Transfer- und Futterkosten. Der Transfererfolg hängt von einer Vielzahl an Faktoren ab. Zu nennen sind insbesondere die Embryonenbeschaffenheit (Qualität, Alter), der technische Ablauf des Transfers, der Synchronisationsgrad zwischen Spender- und Rezipient sowie der gesundheitliche Zustand des Empfängertieres. Die neusten Weiterentwicklungen von Synchronisationsprogrammen führten zur Regulation der P4-Konzentration mittels Östradiol (in Deutschland nicht zugelassen) und PGF (*Prostaglandin F*). Aufgrund der besseren zeitlichen Synchronisation zwischen Spender- und Empfängertier und der Möglichkeit, Embryonen ohne Brunstbeobachtung zu transferieren, wird so ein effizienterer Einsatz der Empfängertiere erreicht.

In der vorliegenden Arbeit wurde die Eignung verschiedener Progesteron-Präparate (PRID® alpha bzw. CIDR®) in Kombination mit einer Prostaglandin-Applikation für die Brunstsynchronisation bei den Empfängertieren untersucht. CIDR®-Vaginalspangen sind seit März 2008 für die Anwendung beim Rind in Deutschland zugelassen. Das Anwendungsgebiet liegt im Bereich der Kontrolle des Brunstzyklus bei zyklischen Tieren, einschließlich der Brunstsynchronisation. Die unter der Verwendung beider Präparate erzielten Ergebnisse wurden vergleichend gegenübergestellt.

2. Literaturübersicht

2.1 Der Sexualzyklus des Rindes

Das Rind gehört zu den asaisonal polyöstrischen Tieren. Die Dauer des Sexualzyklus beträgt durchschnittlich 21 (18-24) Tage. Bei Färsen wird eine durchschnittliche Dauer von nur 20 Tagen beobachtet (GRUNERT u. BERCHTOLD 1999).

Der Sexualzyklus gliedert sich in folgende vier Phasen:

- ✓ *Östrus* (Hauptbrunst): Der Zeitraum in dem das weibliche Tier die Begattung duldet (Dauer ca. 18 Stunden).
- ✓ *Postöstrus* (Nachbrunst oder Metöstrus): Der Zeitraum in dem die Begattungsbereitschaft nicht mehr besteht, bis zum Verschwinden der äußeren und inneren Brunstsymptome (Dauer: 2-3 Tage).
- ✓ *Interöstrus* (Zwischenbrunst oder Diöstrus): Diese Phase entspricht der Gelbkörperphase des ovariellen Zyklus und der Sekretionsphase des Schleimhautzyklus. Der Interöstrus endet mit der Gelbkörperregression (Dauer: rd. 16 Tage).
- ✓ *Präöstrus* (Vorbrunst oder Proöstrus): Der Zeitraum, in dem Verhaltensänderungen auftreten (Nervosität) bis zu dem Zeitpunkt, bei dem das Rind begattungsbereit ist. Vor- und Nachbrunst sind als Übergangsphasen zu verstehen (Dauer: 2-3 Tage; GRUNERT 1999a).

Der Sexualzyklus lässt sich in Abhängigkeit der auftretenden Veränderungen wie folgt unterteilen:

- ✓ *Äußerer Zyklus* (zyklische Veränderungen im Verhalten des Tieres)
- ✓ *Ovarieller Zyklus* (zyklische Veränderungen an den Eierstöcken)
- ✓ *Schleimhautzyklus* (zyklische Veränderungen an den Genitalschleimhäuten).

In *Abbildung 1* werden zyklische auftretende Verhaltensänderungen, phänotypische Veränderungen der Eierstöcke sowie Veränderungen der Gebärmutterschleimhaut schematisch gegenübergestellt. Das Brunstverhalten lässt sich in ein Aktivverhalten und Aufsprungverhalten unterteilen. Das Aktivverhalten beginnt in der Vorbrunst. Für diese Phase sind als erkennbare Merkmale deutliches Ohrenspiel, intensive Bewegungen, vermehrter Kot- und Urinabsatz, erhöhte Schwanzhaltung und die Kontaktaufnahme zu anderen Tieren zu nennen. Die brünstigen Tiere springen aufeinander. Ein brünstiges

Rind kann innerhalb von 24 Stunden bis zu 100-mal springen oder von anderen Rindern besprungen werden (BUSCH u. WABERSKI 2007). Das Aufsprungsverhalten wird vorwiegend am Ende der Hauptbrunst beobachtet, während dieser Zeit erfolgt auch die sog. Duldung, im Zuge der sich die betreffenden Tiere bespringen lassen (NIKITINA u. MIROLJUBOVA 2000).

Der ovarielle Zyklus besteht aus den folgenden drei Phasen (siehe *Abbildung 1)*:

- ✓ *Follikelreifungsphase* (19./20.-21.), letzte Tage des alten - und erster Tag des neuen Zyklus
- ✓ *Ovulationsphase* (1./2. Zyklustag) und
- ✓ *Gelbkörperphase* (2./3.-18./19. Zyklustag).

Die während eines Zyklus auftretenden Änderungen der Schleimhaut werden auch als *Schleimhautzyklus* bezeichnet. Diese Funktionsänderungen werden durch die Wirkung der Hormone, die vom Follikel bzw. Gelbkörper produziert werden, hervorgerufen.

Am Endometrium lassen sich zwei Phasen erkennen: Die sog. *Proliferationsphase* (Östrogenwirkung) und *Sekretionsphase* (Progesteronwirkung, siehe *Abbildung 1*). Die Erkennung und Unterscheidung der Uterinzyklusphasen erfolgt mittels Uterusbiopsie (OHTANI et al. 1993).

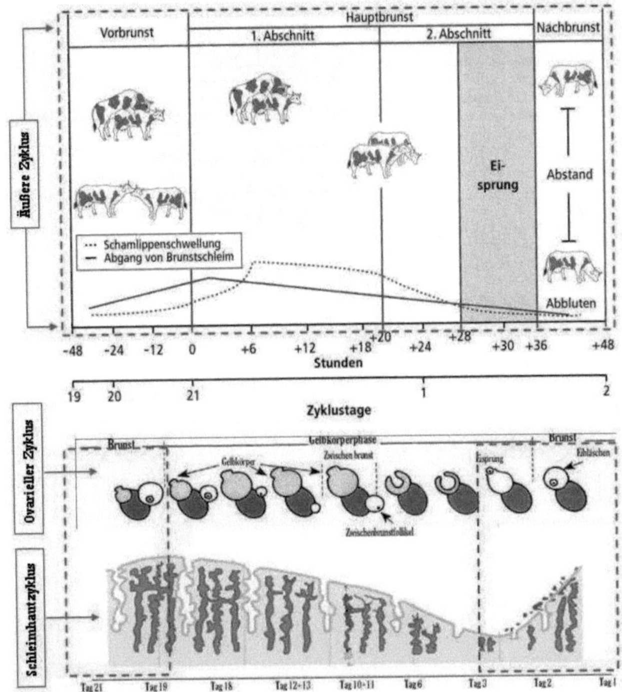

Abbildung 1: **Gegenüberstellung der äußeren und inneren zyklusbedingten Änderungen beim Rind (modifiziert nach BOSTEDT 2004, BUSCH 2007)**

2.1.1 Neuro-Endokrine Regulation des Sexualzyklus

Die Regelung der Sexualfunktion erfolgt durch das Zentralnervensystem (ZNS). Durch einen direkten oder indirekten Reiz des selbigen werden die entsprechenden Hormone sezerniert (PFEFFER 2005). Das ZNS steuert die Hypothalamusfunktionen durch elektrische Impulse. Der Hypothalamus steuert seinerseits die Hypophyse. Am Ende dieser Hierarchie stehen die Ovarien (TÖNHARDT 2007).

Im Hypothalamus wird das *Gonadotropin-Releasing-Hormon (GnRH)* gebildet, das im *Hypophysenvorderlappen (HVL)* die Freisetzung des *LH (Luteinisierendes Hormon)* und *FSH (Follikel-Stimulierendes Hormon)* aktiviert. FSH bewirkt die Reifung der Follikel. In diesen werden *Östrogene* produziert, die wiederum die LH-Sekretion (präovulatorische LH-Gipfel, siehe *Abbildung 2*) erhöhen. Das LH steuert die Eizellfreisetzung (GELDERMANN 2005). Die Follikelzellen der ovulierten Follikel werden während des Metöstrus in *Luteinzellen* umgewandelt und synthetisieren im Anschluss daran *Progesteron* (Gelbkörperhormon, GELDERMANN 2005). Nach der Bildung verursacht der

Gelbkörper einen Anstieg der Progesteronkonzentration (siehe *Abbildung 2*). Das Progesteron hemmt die LH-Sekretion.

Bleibt die Trächtigkeit aus, erfolgt in der Uterusschleimhaut die vermehrte Produktion des luteolytischen Hormons Prostaglandin-$F_{2\alpha}$ ($PGF_{2\alpha}$), welches den Abbau des Gelbkörpers bewirkt. An der Rückbildung der CL sind ebenfalls die Hormone *Östradiol-17β* und *Oxytocin* beteiligt (TÖNHARDT 2007).

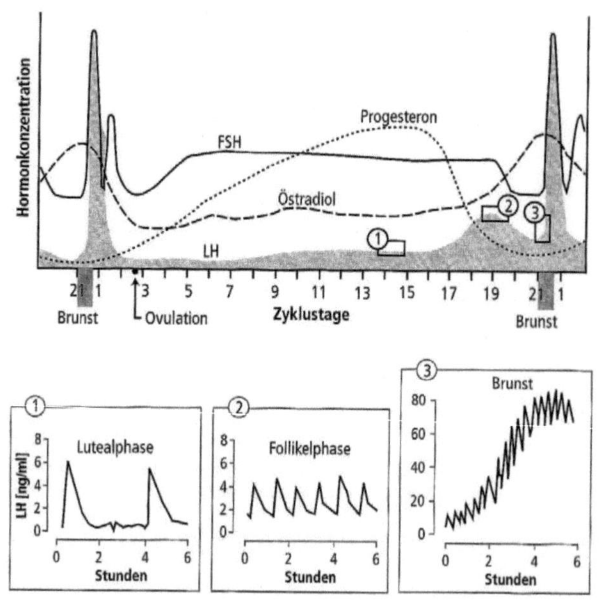

Abbildung 2: Hormonale Veränderungen während des Sexualzyklus beim Rind (nach BUSCH u. ZEROBIN 1995, TÖNHARDT 2007)

2.1.1.1 Steroidhormone

Zu den Steroidhormonen gehören einerseits die Gruppe der *Corticoide,* die sich in *Glucocorticoide* (*Cortisol*) und *Mineralcorticoiden* (*Aldosteron*) unterteilen lassen, andererseits auch die Sexualhormone, bei denen vorwiegend *Androgene* (*Testosteron, Androsteron*) und *Östrogene* (*Östron*, *Östradiol-17β und α*, *Östriol*) sowie *Gestagene* (*Progesteron*) eine wichtige Rolle spielen (DÖCKE 1975).

Releasing-Hormone des Hypothalamus (GnRH, CRH) stimulieren die Freisetzung von Hormonen der Adenohypophyse (FSH, LH, ACTH), welche die Ausschüttung von Sexualhormonen in den Gonaden und von Corticoiden in den Nebennierenrinden initiieren. Die Steroidhormone hemmen wiederum die Ausschüttung von Hormonen der

Adenohypophyse und des Hypothalamus (negative Rückkopplung, DÄSSLER 1975; DÖCKE 1975; MILLER 1988; KOOLMAN u. RÖHM 2004).

Die Steroidhormone werden in den Zielzellen mit einem dazupassenden Rezeptorprotein zum Kern transportiert, binden dort an spezifische DNA-Abschnitte und fungieren als Verstärker der Transkription (PFEFFER 2005). Das detaillierte Schema der Steroidbiosynthese ist in *Abbildung 4* dargestellt.

Steroidhormone leiten sich vom Cholesterin (eng. *cholesterol*) ab und lassen sich in die Corticoide der Nebennierenrinden und die Sexualhormone der Hoden bzw. der Eierstöcke einteilen. Das Cholesterin wird an der inneren Mitochondrienmembran durch das Side-Chain-Cleavage-Enzym in Pregnenolon umgewandelt (DÄSSLER 1975; MILLER 1995).

Die Corticoide werden in den Nebennierenrinden gebildet und lassen sich in zwei Gruppen unterscheiden: die C_{21}-Glucocorticoide und die C_{21}-Mineralcorticoide. Außerdem werden in den Nebennierenrinden auch kleine Mengen an Sexualhormonen gebildet (DÖCKE 1975; KOOLMAN u. RÖHM 2004).

Das Testosteron und das Androsteron, die wichtigsten männlichen Sexualhormone, sind C19-Androgene, die in den Hoden synthetisiert werden. Details zu deren Synthese sind ebenfalls in *Abbildung 4* dargestellt.

Die weiblichen Sexual-Steroidhormone lassen sich einerseits in Östrogene, andererseits in Gestagene unterteilen (DÖCKE 1975; KOOLMAN u. RÖHM 2004).

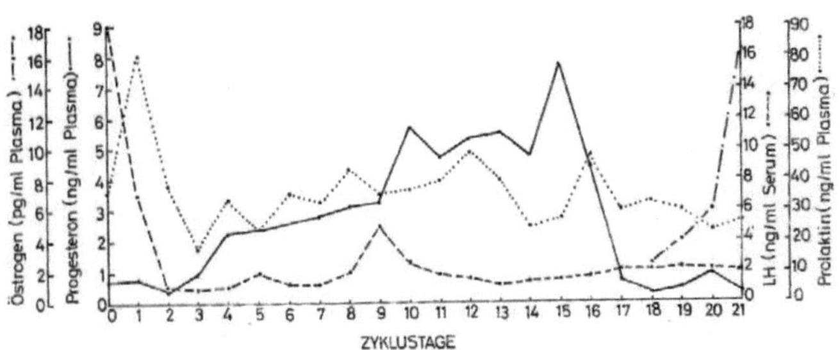

Abbildung 3: Blutspiegel der Sexualhormone im Zyklus des Rindes [nach SCHAMS u. KARG (1970); KARG et al. (1971); HENRICKS et al. (1971); DÖCKE (1975)]

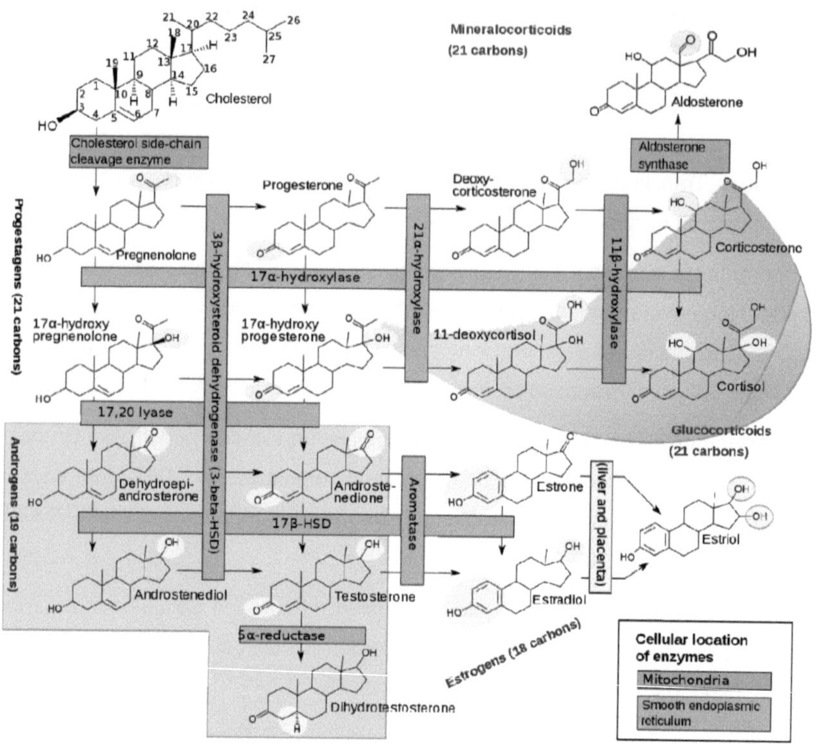

Abbildung 4: Detaillierter Ablauf der Steroidbiosynthese (ZENTRALES MEDIENARCHIV WIKIMEDIA COMMONS 2009)

2.1.1.1.1 Östrogene

Zu den wichtigsten Östrogenen zählen das Östron, das Östradiol (s.o.) und das Östriol (C18-Steroide, DÖCKE 1975). Sie alle besitzen einen aromatischen Ring mit einer Hydroxy-Gruppe am C-3-Atom. Im Gegensatz zu den anderen Sexual-Steroiden fehlt die Methylgruppe am C-10-Atom (DÄSSLER 1975, *Abbildung 4*). Die Östrogene werden in den Theca-interna-Zellen des Follikels unter FSH-Einfluss (KEIDEL 1985) und in der Plazenta des graviden Rindes sezerniert (DÖCKE 1975; HOFFMANN 1999; KOOLMAN u. RÖHM 2004). Östron (E1) und Östradiol (E2β und E2α) werden aus Androstendion und Testosteron (C19-Steroide) gebildet (HOFFMANN 1999; KOOLMAN u. RÖHM 2004). Die Bildung von Östrogenvorstufen erfolgt bei Wiederkäuern in der Placenta ab der 12./13. Graviditätswoche (MEINECKE 2005a). Innerhalb des Zyklus findet die Proliferation des Endometriums unter Östrogeneinfluss statt (LEIDENBERGER et al. 2004).

ENGLAND et al. (1973) untersuchten den Verlauf der Östrogenkonzentrationen [Östron (E1), Östradiol-17ß (E2ß), Östradiol-17α (E2 α) und Östriol (E3)] bei Angusfärsen am Brunsttag sowie während der Gelbkörperphase (Tag 14 des Zyklus). Dabei wurde deutlich mehr Gesamtöstrogen (E1 + E2ß) bei den Tieren, die ausschließlich mit Follikeln ohne CL ausgestattet waren, nachgewiesen, verglichen mit Tieren, die sowohl über neu gebildete funktionelle CL als auch über Follikel verfügten. Die Autoren konnten keine Korrelation zwischen der Östron- und der Östradiol-17ß-Konzentration in den größten Follikeln erkennen. Östradiol-17α wurde in sieben von 18 untersuchten Follikeln nachgewiesen, dennoch bestand zwischen der Anwesenheit von Östradiol-17α und Östradiol-17ß oder Östron keinerlei Zusammenhang (ENGLAND et al. 1973).

2.1.1.1.2 Follikelstruktur, Follikelgröße und Östradiolproduktion

Ein Ovar besteht aus den Oozyten und den sie umgebenden somatischen Zellen (Thekazellen und Granulosazellen). An der Außenseite werden die Follikel von der *Theca folliculi* beschichtet. Die Theca besteht aus einer inneren Schicht, der *Theca interna* (TI) und aus einer äußeren Schicht, die *Theca externa* (TE). In der Theca interna werden Cholesterin und Androgene synthetisiert. Unter dem Einfluss von LH diffundieren die gebildeten Androgene durch die Basalmembran zu den Granulosazellen, wo sie zu Östradiol aromatisiert werden. Die Thekazellen werden erst im Primärfollikel bzw. im frühen Sekundärfollikel zusammengezogen und als bindegewebeartige Thekazellschicht um die Follikel angelegt (MAGOFFIN 2005). Eine wichtige Funktion der Granulosazellen ist beim Rind die Bildung von Östradiol (E2) und Progesteron (P) während des Follikelwachstums (PANCHAUD 2008).

IRELAND J.J. et. al. (1979), die den Zusammenhang zwischen der Follikelgröße und den Östradiolkonzentrationen untersuchten, stellten deutlich höhere Konzentrationen in großen Follikeln fest als in Kleinen. In besagter Studie wurde auch das Progesteron-Östrogen-Verhältnis in den Follikeln untersucht; wobei sich in den kleineren Follikeln ein Verhältnis 12:1, in großen Follikeln hingegen ein Verhältnis von nur 2:1 ergab. Andererseits wurde in anderen Untersuchung auch festgestellt, dass die DF, die sich bis zum 10. Zyklustag entwickelten, oder sich seit maximal zwei Tagen auf dem Plateau befanden, immer E2-dominant (E2 > P4) waren. Dagegen waren die DF, die sich seit fünf Tagen auf dem Plateau oder in der Regressionsphase befanden, immer P4-dominant (P4 > E2, AHMED 2000).

Das Maß der Östrogenproduktion steht in direktem Zusammenhang mit der Aktivität der Aromatase. Die Aromataseaktivität in größeren Follikeln ist daher um den Faktor acht bis zehn höher als in Kleinen (TSONIS et al. 1984). In weiteren Untersuchungen wurde festgestellt, dass nach dem Erreichen der Maximalgröße die Östradiolkonzentration im dominanten Follikel (DF) in der Follikelflüssigkeit abnimmt (MIHM et al. 2006).

2.1.1.1.3 Progesteron

Beim Rind wird das Progesteron von den Gelbkörpern der zyklischen Tiere und von der Plazenta während der Gravidität produziert (DÄSSLER 1975; KOOLMAN u. RÖHM 2004; MEINECKE 2005a). Progesteron nimmt im Vergleich mit anderen Steroiden eine gewisse Sonderstellung ein, weil es eine Zwischenstufe im Verlauf der Biosynthese von Östrogenen, Androgenen und Kortikosteroiden in den jeweiligen endokrinen Organen darstellt (DÄSSLER 1975). Im Gegensatz zu den Östrogenen besitzt das Progesteron keinen aromatischen Ring, sondern eine Carbonyl-Gruppe am C-3- sowie eine Doppelbindung zwischen dem C-4- und C-5-Atom. Es ähnelt also dem Testosteron. Am C-17-Atom befindet sich ein Acetyl-Rest (DÖCKE 1975; MEINECKE 2005a). Die Progesteronsynthese ist in *Abbildung 4* dargestellt. Die Synthese scheint ein komplizierter Prozess zu sein, der sowohl mittels positiven (LH-Sekretion) als auch mittels negativen ($PGF_{2\alpha}$) Regelmechanismen gesteuert wird. Vereinfacht beschreibt der Prozess der Progesteronsynthese den Transport von Cholesterin zur inneren Mitochondrialmembran (JUENGEL u. NISWENDER 1999). Das Progesteron bewirkt eine Umwandlung des Endometriums und eine Steigerung der Durchblutung. Es kommt zu einer Einlagerung von Glykogen und zu einer verstärkten Drüsenbildung. Die Eizellen werden nach der Befruchtung als elongierte Embryonen für die Nidation (Einnistung) im Endometrium vorbereitet (NIKITINA u. MIROLJUBOVA 2000). In Bezug auf die Follikelbildung bewirkt das P4 eine Hemmung der pulsatilen Ausschüttung von GnRH und Gonadotropinen und hemmt die positive Östrogenwirkung auf die GnRH-Sekretion, so dass das Erreichen des LH-Peaks nicht erfolgen kann (DÄSSLER 1975; IRELAND et al. 2000). Während der Gravidität bewirkt Progesteron auch die Ruhigstellung der Uterusmuskulatur (Progesteronblock-Theorie, SLEBODZINSKI 1975; MUWEL et al. 1982).

2.1.1.1.4 Corpus luteum und Progesteronsekretion

Steroidogene Zellen im Gelbkörper sind die kleinen und großen Luteinzellen, die sich aus den Theka- und Granulosazellen entwickeln (HOFFMANN 1999). Die kleinen Lutealzellen werden von Theka-Zellen des Follikels gebildet. LH stimuliert die Progesteronproduktion in den kleinen Lutealzellen über die direkte Aktivierung von Proteinkinase A, einem sekundäreren Botenstoff im Stoffwechsel (NISWENDER et al. 2000). Bei FIELDS u. FIELDS (1996) werden die Lutealzellen als große steroidogene Zellen beschrieben, innerhalb derer im glatten endoplasmatischen Retikulum und in den Mitochondrien scheinbar das meiste zirkulierte Progesteron konstitutiv synthetisiert wird, und somit nicht unter der Kontrolle von LH steht (DIAZ et al. 2002). Große Lutealzellen werden von Granulosazellen des Follikels umgebaut und erhalten dabei Rezeptoren für $PGF_{2\alpha}$ und scheinen dann die luteolytische Funktion dieses Hormons zu übernehmen (NISWENDER et al. 2000). Es gibt Beweise über die Kommunikation zwischen großen und kleinen Lutealzellen, bei denen die Zellen eine lokal regulative (autokrine und/oder parakrine) Rolle spielen. Im Zuge dessen kommt es durch die Koinkubation von kleinen und großen Lutealzellen bei Kühen zu einer synergistischen Zunahme der Progesteronproduktion (HANSEL et al. 1991). Fibroblasten, Makrophagen und endotheliale Zellen scheinen zwar selbst keine steroidogene Funktion zu haben, sind aber dennoch wichtig für die Funktion der Gelbkörper (FIELDS u. FIELDS 1996). Der Zusammenhang zwischen der Plasmaprogesteronkonzentration und dem Gewicht der Gelbkörper während des natürlichen Zyklus ist in *Tabelle 1* dargestellt.

Tabelle 1: Vergleich des mittleren CL-Gewichts mit der gemessen Plasmaprogesteronkonzentration während der Zyklustage 3 bis 19 im Zuge der natürlichen Brunst (Zyklustag 0 = Tag der Brunftzeit) bei Kühen (FIELDS u. FIELDS 1996)

Zyklustag	**3**	**7**	**11**	**14**	**17**	**19**
Anzahl der untersuchten Gelbkörper	15	23	16	20	19	14
CL-Gewicht [g]	0,64±0,34	3,56±0,28	4,08±0,33	5,07±0,30	4,03±0,30	3,23±0,36
P4 [ng/ml]	1,11±0,63	3,91±0,65	5,08±0,71	6,84±0,61	5,05±0,83	2,83±0,68

Wie aus *Tabelle 1* ersichtlich, nimmt die P4-Konzentration im Blutplasma mit zunehmendem Gewicht der CL zu. Bemerkenswert sind die großen Schwankung der CL-Gewichte und der Progesteronkonzentrationen zwischen der CL-Neubildung (Tag 3) und dem Abbau der CL (Tag 19). Diese Schwankung wird nicht den Unterschieden zwischen der Zyklusdauer, sondern den individuellen Regressionsprozessen der einzelnen Tiere zugeschrieben (IRELAND et al. 1980).

2.1.1.2 Prostaglandin F2α und Luteolyse

Prostaglandine werden über mehrere Schritte aus Membranphospholipiden synthetisiert (MEINECKE 2005b). Chemisch gesehen sind sie ungesättigte C20-Hydroxy-Fettsäuren, die durch zwei Kohlenstoffseitenketten und einen Zyklopentanring gekennzeichnet sind (GRUNERT u. ZERBE 1999). An der Prostaglandinsynthese ist ein Multienzymkomplex beteiligt. Als Synthesebausteine dienen Fettsäuren im Gewebe (HOMMEL u. FISCHER 1975).

Die Destruktion der CL wird am Ende des Zyklus bei nicht trächtigen Tieren von Prostaglandin F2α (PGF2α) hervorgerufen, das im Endometrium produziert wird. Andererseits wird die Prostaglandinsynthese auch durch Eierstockhormone beeinflusst (TÖNHARDT 2007). Die Hormone Progesteron und Östradiol haben eine Wirkung auf die Oxytozin-Rezeptoren (OTR) und auf die Prostaglandinsynthese (ALAN u. GOFF 2004). Diese Hormone scheinen die Zeit zu regeln, in der der Uterus anfängt, abhängig von der bereits vorhandenen Konzentration an PGF2α und von Oxytozin (OT), PGF2α zu produzieren (EDGERTON et al. 2000). SKARZYNSKI und OKUDA (1999) stellten fest, dass Luteal-P4, OT und PG (Prostaglandine) Komponenten einer Kaskade des autokrin/parakrin positiven Feedbacks bei neu gebildeten bis mittel-zyklischen CL beim Rind darstellen und für die Resistenz der CL gegenüber exogenen PGF2α-Einwirkungen verantwortlich sein könnten.

SILVA et al. (2000) wiesen ein deutlich höheres Maß an PGF2α am Anfang der Brunst sowie zu Beginn der Trächtigkeit als am 13. Tag des Zyklus nach. Die Autoren kamen zu der Schlussfolgerung, dass die enzymatische Aktivität der PGDH (15-Hydroxyprostaglandindehydrogenase) eine wichtige Rolle bei der Resistenz der Gelbkörper gegen die von PGF2α hervorgerufenen luteolytische Effekte zu spielen scheint.

Lutealzellen haben auch die Eigenschaft PGF2α zu produzieren. Die Luteal-PGF2α-Produktion kann über eine Vielfalt von Substanzen einschließlich der Hemmung durch Progesteron und Stimulation durch Zytokine (*IL1β-Interleukin 1β, TNFα-Tumornekrosefaktor α*) geregelt werden. Schon eine kleine Menge Uterin-PGF2α stimuliert die PGF2α-Produktion im Gelbkörper durch die Induktion von Cycloxygenase-2 (Cox-2) in den großen Lutealzellen. Dieses positive Feedback findet ausschließlich in einem CL statt, bei dem Anlagen für die Rückbildung vorhanden sind (ungefähr Zyklustag 7 bei der Kuh, DIAZ et al. 2002).

2.2 Etablierung der Gravidität

Vor der Ovulation steigt die Östrogen-Produktion, die den Aufbau des Endometriums bewirkt. Nach dem Eisprung wandelt es sich unter dem Einfluss des Gelbkörperhormons so um, dass sich ein elongierter Embryo einnisten kann. Das Uterin-Signal für Luteolyse erfolgt 14-16 Tage nach der Ovulation. Dies ist noch vor der ersten zellulären Kontaktaufnahme zwischen Embryo und Endometrium [(16-18 Tage post ovulationem (MEINECKE 2005b)]. Das Signal des Embryos wird als Interferon-Tau (τ, IFNT) bezeichnet. Dieses wird durch ein Trophoblastprotein [beim Rind b-Trophoblastprotein (bTP) und c-Trophoblastprotein (cTP)] mit antiviralen und antiluteolytischen Eigenschaften ausgelöst (NISWENDER et al. 2000; MEINECKE 2005b). Das IFNT reguliert die Expression von Genen im Endometrium, in den peripheren Blut-Leukozyten (PBL) und im Gelbkörper. Mit Hilfe der Mikroarray-Analyse wurde identifiziert, dass die Expression des Rezeptor Transporter-Protein-4 (RTP4) nach der IFNT-Behandlung während der frühen Gravidität im PBL erhöht ist (GIFFORD et al. 2008).

Die Untersuchungen von GIFFORD et al. (2008) deuten darauf hin, dass die Bildung von RTP4 im Endometrium, PBL und CL beim Schaf während der frühen Gravidität und in Zellkulturen maßgeblich vom IFNT beeinflusst wird. Falls die RTP4-Expression Einfluss auf die Funktion des G-Protein-gekoppelten Rezeptors (GPCR) nimmt, könnte dieser Umstand für die Etablierung der Gravidität der domestizierten Wiederkäuer von Bedeutung sein, da G-Protein-gekoppelte Rezeptoren Zielstrukturen für die Wirkung von Hormonen darstellen.

2.3 Östrussynchronisation

Die Synchronisation des Sexualzyklus der Rinder wird unter Anwendung von natürlichen oder analogen Hormonen durchgeführt. Ziel dieser Anwendung ist es, die weiblichen Tiere in einem möglichst engen und bestimmten Zeitraum besamen zu können oder zyklussynchrone Empfängertiere für den Embryotransfer bereit zu stellen. Beim Rind werden folgende Verfahren zur Östrussynchronisation eingesetzt:

- ✓ *Verlängerung der Follikelphase durch Gestagenbehandlung* – Hier werden Steroidhormone mit gestagener Wirkung angewandt, um die präovulatorische LH-Freisetzung zu blockieren. Dadurch verbleibt der Zyklus in der Follikelphase. Bereits vorhandene CL werden zurückgebildet. Nach Abbruch der Gestagenbehandlung gelangen die Tiere nach 24 – 48 Stunden in den Östrus. Sobald die Progesteronwirkung aufgehoben wird, steigt die Östrogenkonzentration kontinuierlich an. Dies führt dazu, dass die präovulatorische LH-Freisetzung nicht mehr blockiert wird und somit nach dem Östrogen-Maximum der LH-Peak erreicht wird, was zu der Ovulation der Follikel führt (*siehe 2.1.1 Neuro-Endokrine Regulation des Sexualzyklus, Abbildung 5*).

- ✓ *Verkürzung der Lutealphase mit Prostaglandin F2α* – Hierbei wird durch eine Verabreichung von Prostaglandin F2α eine Lyse der Gelbkörper induziert (*siehe Abbildung 5,* MEINECKE 2005b; SCHELLANDER 2005a)

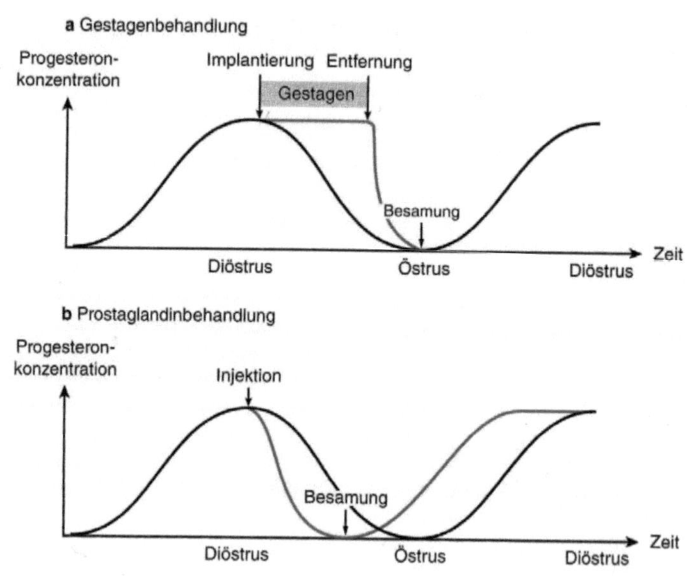

Abbildung 5: Wirkungsweise der Verfahren zur Östrussynchronisation beim Rind (nach Gordon 1996) a) Verlängerung der Follikelphase durch Gestagenbehandlung b) Verkürzung der Lutealphase mit Prostaglandin F2α (SCHELLANDER 2005a)

Die Kombination dieser zwei Verfahren (Gestagene und Prostaglandin) können den Synchronisationserfolg verbessern und höhere Trächtigkeitsraten bewirken (SCHELLANDER 2005a). Einige Autoren zeigen auch andere Ansätze auf, um die Brunst und Ovulation beim Rind zu steuern. Bei MACMILLAN et al. (2003) und bei LUCY et al. (2004) wird der Sexualzyklus auf drei Weisen gesteuert:

1. *Verkürzung der Lutealphase* (mit Hilfe von PGF2α, Östradiol-17β, und Progesteron)
2. *Synchronisation von Follikelreifungswellen* (GnRH, PGF2α, Östradiol-17β)
3. *Verlängerung der Lutealphase* (Gestagene)

2.3.1 Östrussynchronisationsprogramme

Heutzutage sind viele verschiedene Brunst- und Ovulationssynchronisationsprogramme bekannt. Prinzipiell lassen sich die Furchtbarkeitsprogramme in zwei Gruppen unterteilen:

- ✓ Brunstsynchronisationsprogramme mit Brunstbeobachtung und
- ✓ Ovulationssynchronisationsprogramme ohne Brunstbeobachtung

Eine zusammenfassende Gegenüberstellung von Programmen mit Brunstbeobachtung, sowie deren wesentliche Vor- und Nachteile sind in *Tabelle 2* dargestellt. Die meisten Programme mit Brunstbeobachtung erfolgen mittels der Anwendung von PGF2α. Die Brunst wird in dem Fall entweder mit einmaliger oder mit zweimaliger Gabe von PGF2α herbeigeführt. Die Programme sind zwar durch die durchzuführende Brunstbeobachtung relativ arbeitsintensiv, jedoch sind die Medikamentenkosten in der Regel deutlich geringer als bei Programmen ohne Brunstbeobachtung.

Eine einmalige Gabe von PGF2α kann ohne Vorauswahl und mit Vorauswahl durchgeführt werden. Eine Vorauswahl erlaubt dabei eine Verringerung des Arzneimitteleinsatzes. Bei einmaliger Gabe von PGF2α ist aufgrund der Variabilität des Brunsteintritts (2-5 Tage) keine terminorientierte Besamung möglich, was sich in der Regel negativ auf das Trächtigkeitsergebnis auswirkt (KANITZ u. BECKER 2005). Bei einer zweimaligen Gabe von PGF2α muss der Abstand zwischen den Gaben des Präparats berücksichtigt werden. Im Laufe der Zeit wurden verschiedene Abstände untersucht und das Behandlungsschema modifiziert bis hin zu einem Abstand von 14 Tagen (KANITZ u. BECKER 2005).

Weitere Modifizierungen der Synchronisationsprogramme führten zu höherer Zeitersparnis und erlauben auch eine terminorientierte Besamung.

Eine Auswahl einiger wichtiger Ovulationssynchronisationsprogramme findet sich in *Tabelle 3*. Hierbei wurde das anfängliche Standard-Protokoll von Ovsynch und anderer Verfahren im Verlauf der Zeit immer weiter modifiziert und zahlreiche unterschiedliche Ansätze verwirklicht.

Tabelle 2: Wichtige Brunstsynchronisationsprogramme mit Brunstbeobachtung sowie deren wesentliche Vor- und Nachteile.

Programm	Durchführung	Vorteile	Nachteile	Referenz
Einmalige Gabe von PGF2α	• Behandlung mit PGF2α ab dem 5.-7. Zyklustag • Nach 2 bis 5 Tagen kommen 70 bis 80 Prozent der Tiere in Brunst und können nach Brunstbeobachtung besamt werden	• Trächtigkeitsraten liegen über denen von unbehandelten Tieren • Geringer Medikamenteneinsatz	• Die Variabilität des Brunsteintritts (2-5 Tage) erlaubt keine terminorientierte Besamung • An Rindern mit unbekanntem Zyklusstand kann nur bei rd. 50% der Tiere eine Brunst induziert werden	(MACMILLAN et al. 1980; MACMILLAN u. DAY 1982; KANITZ u. BECKER 2005)
Zweimalige Gabe von PGF2α ohne Vorauswahl	• PGF 2α-Injektion ohne Voruntersuchung • Nach der ersten Injektion wird jedoch keine Brunstbeobachtung und keine Besamung vorgenommen. • Stattdessen wird 14 Tage nach der ersten Gabe eine zweite Gabe von PGF 2α durchgeführt. • Anschließende Durchführung von Brunstbeobachtung und Besamung (nach 2-4 Tagen bei ca. 70-80 der Tiere)	• Einsatz erfolgt zyklusunabhängig ohne Voruntersuchung • Brunstbeobachtung nur nach der 2. Injektion notwendig • Arbeitswirtschaftliche Vorteile	• Trächtigkeitsergebnisse bei ca. 50% (niedriger als bei PGF-Programmen mit Vorauswahl) • Tiere mit gynäkologischen Störungen (Azyklie, Zysten etc.) werden unnötig und erfolglos mitbehandelt • Kann nicht beliebig oft wiederholt werden, da sonst die Gefahr der hormonellen Entgleisung besteht	(JOBST et al. 2000; JANOWITZ 2008)
Zweimalige Gabe von PGF 2α mit Vorauswahl	• Hier wird zunächst bei allen Tieren überprüft, ob ein Gelbkörper vorhanden ist. • Anschließend werden die Tiere, bei denen ein Gelbkörper nachgewiesen wurde mit PGF 2α behandelt • 2-5 Tage später erfolgen Brunstbeobachtung und KB • 13 Tage später erfolgt gleiche Vorgehensweise bei allen zum Ersttermin nicht synchronisierten oder nicht besamten Tieren • 2-5 Tagen später erfolgen Brunstbeobachtung und KB	• Gute Trächtigkeitsergebnisse (55-65%) durch die Vorauswahl (höher als ohne Vorauswahl) • Ca. 80% der Tiere sind besamungstauglich • Geringer Medikamenteneinsatz • Tiere mit gynäkologischen Störungen werden nicht unnötig mitbehandelt	• Aufwendige Brunstbeobachtung weiterhin erforderlich • Rektale Voruntersuchung nötig	(JANOWITZ 2008)

Tabelle 3: **Wichtige Brunstsynchronisationsprogramme ohne Brunstbeobachtung sowie deren wesentliche Vor- und Nachteile.**

Programm	Durchführung	Vorteile	Nachteile	Referenz
Ovsynch	• Zunächst wird GnRH verabreicht. Dies führt - je nach Zyklusstand - zur Bildung eines zusätzlichen oder neuen Gelbkörpers und die Follikelreifungswellen werden zunehmend synchronisiert. Die Ovulationen finden in einem eng begrenzten Zeitraum statt (Ovulationssynchronisation). • Nach 7 Tagen erfolgt die Gabe von PGF2α. • Eine zweite Applikation von GnRH erfolgt 36 bis 48 Stunden danach. Diese führt zur vermehrten Ausschüttung von FSH und LH und es kommt nach 24 bis 32 Stunden zur Ovulation. Somit wird der Zeitpunkt der Ovulation synchronisiert und es kann terminiert besamt werden. • Die Besamung bringt dann die besten Ergebnisse, wenn diese 16 bis 20 Stunden nach der zweiten GnRH-Gabe durchgeführt wird.	• Durchführung ist zyklusunabhängig und auch mit Vorauswahl möglich • Bessere Trächtigkeitsraten durch Vorauswahl • Keine Brunstbeobachtung nötig • Terminorientierte Besamung möglich • Tiere mit Zyklusstörungen können mitbehandelt werden • Trächtigkeitsrate (ca. 50%)	• Bei zyklusunabhängigem Einsatz niedrigere Trächtigkeitsraten (ca. 30%) • Ca. 20% der Tiere kommen vor der 2. GnRH-Gabe in Brunst, d. h. sie werden zu spät besamt • Ca. 25% der Tiere zeigen nach der 2. GnRH-Gabe keine Ovulation • Die Variante mit Vorauswahl erfordert eine aufwändige Voruntersuchung • Das Programm ist für Färsen wegen der unzureichenden Synchronisierbarkeit der Follikelwellen ungeeignet	(GEARY et al. 1998; STEVENSON et al. 1999; GEARY et al. 2001; CASSIMIRO DE ARAUJO BERBER et al. 2002; PETERS u. PURSLEY 2002; GÜMEN et al. 2003; PETERS u. PURSLEY 2003; STEVENSON et al. 2003; JANOWITZ 2008)
Presynch	• Hier erfolgt eine Vorsynchronisation der Brunstzyklen. Ziel ist es, die Ovulationssynchronisation in der zweiten Woche des Zyklus zu beginnen. • Zur Vorsynchronisation wird zwei Mal im Abstand von vierzehn Tagen PGF2α verabreicht. • Zwei Tage nach der 1. PGF2α-Applikation kann zur Ovulationsauslösung optional GnRH verabreicht werden. • In einem Zeitraum von 9 bis 14 Tagen nach der PGF2α-Applikation wird ein Ovsynch-Programm gestartet (in einer Phase, wo ein dominanter Follikel vorhanden ist).	• Einsatz unabhängig vom Zyklusstand • Bessere Trächtigkeitsergebnisse als bei Ovsynch • Keine Brunstbeobachtung nötig • Tiere mit Zyklusstörungen können mitbehandelt werden	• Hoher Zeitaufwand durch mehrere Injektionen pro Behandlung • Höhere Medikamentenkosten • Für Färsen wegen unzureichender Synchronisierbarkeit der Follikelwellen ungeeignet	(PETERS u. PURSLEY 2002; NAVANUKRAW et al. 2004; STEVENSON u. PHATAK 2005; JANOWITZ 2008)

Tabelle 3 (Fortsetzung): **Wichtige Brunstsynchronisationsprogramme ohne Brunstbeobachtung sowie deren wesentliche Vor- und Nachteile**

Programm	Durchführung	Vorteile	Nachteile	Referenz
Resynch	• Die Resynchronisation der Tiere erfolgt meist in Kombination mit einem Ovsynch-Programm. Prinzipiell habe sich dabei zwei mögliche Vorgehensweisen durchgesetzt 1. Die erste GnRH-Applikation erfolgt unabhängig von einer Trächtigkeitsuntersuchung z. B. am 19. Tag nach der Besamung. Am 26. Tag nach der Besamung wird dann eine TU mittels Ultraschall durchgeführt. Erweisen sich Tiere dabei als nicht tragend, erhalten sie eine PGF 2α Injektion. Am 28. Tag wird dann die zweite GnRH-Applikation des Ovsynch-Programms durchgeführt 2. Die Durchführung der Trächtigkeitsuntersuchung erfolgt in der Regel am 26. Tag nach der Besamung. Erweisen sich Tiere dabei als nicht tragend, erhalten sie die erste GnRH-Applikation des Ovsynch-Programms. Die PGF 2α- und die zweite GnRH-Applikation erfolgen dann am 33. bzw. 35 Tag nach der Besamung.	• Reduzierung der Güsttage • Bei allen Tieren einsetzbar (unabhängig von Vorsynchronisation) • GnRH-Injektion (ohne Trächtigkeitsuntersuchung) hat keinen negativen Einfluss auf die Trächtigkeit	• Da die GnRH Injektion bei einigen Tieren vor der Trächtigkeitsuntersuchung erfolgt, müssen alle Tiere mitbehandelt werden. • Hoher Medikamentensatz • Hoher Zeit- und Arbeitsaufwand	(STERRY et al. 2007; JANOWITZ 2008)

2.3.1.1 Ovulationssynchronisation mit Gestagenen

Die Synchronisationsprogramme, die mit gestagen-wirkenden Stoffen durchgeführt werden, zielen auf eine Verlängerung der Lutealphase ab und haben einige Vorteile gegenüber anderen Synchronisationsverfahren (KANITZ u. BECKER 2005). So können diese beispielsweise unabhängig vom Zyklusstadium eingesetzt werden (GRUNERT u. ZERBE 1999; HEUWIESER u. MANSFELD 1999; BARILE et al. 2001; NASSER et al. 2004; KANITZ u. BECKER 2005; MARTÍNEZ et al. 2005; MENEGHETTI et al. 2009; SIQUEIRA et al. 2009). Daneben zeigen sie auch bei anöstrischen und bei Rindern mit Ovarzysten positive Wirkungen (KANITZ u. BECKER 2005; ILL-HWA KIMA et al. 2006). Gestagene Präparate sind zwar in der Lage den präovulatorischen LH-Peak sowie die Ovulation, nicht aber die pulsatile LH-Freisetzung zu unterdrücken. Deshalb können sich dominante Follikel weiter entwickeln und persistieren (HEUWIESER u. MANSFELD 1999). Synchronisationsprogramme mit Gestagenen eignen sich für terminorientierte Besamungen und für terminorientierte Embryotransfers [*eng: Fixed-Time Artificial Insemination (TAI) bzw. Fixed-Time Embryo Transfer (FTET)*]. Bei den meisten in der Literatur beschriebenen Studien wurden die Synchronisationsprogramme mit TAI durchgeführt. Im Laufe der Zeit entwickelten sich verschiedene Protokolle für die Östrussynchronisation mit Gestagenen, die bis heute ständigen Modifikationen im Zuge von Optimierung und Verbesserung unterliegen. In der Anfangszeit wurden Gestagene 14 Tage lang und länger (bis maximal 21 Tage lang) verabreicht. Die Synchronisationsergebnisse waren gut, aber die Trächtigkeitsergebnisse mit zunehmender Behandlungsdauer reduziert (MACMILLAN u. PETERSON 1993; HEUWIESER u. MANSFELD 1999). In einigen Studien wurde die Alterung des dominanten Follikels und der in ihm enthaltenen Eizelle als Ursache hierfür identifiziert (AUSTIN et al. 1999; MIHM et al. 1999; J.F. ROCHE et al. 1999). Beim Embryotransfer fällt dieser Nachteil jedoch nicht ins Gewicht. Später wurden Synchronisationsprogramme mit deutlich geringerer Behandlungsdauer und unter Anwendung einer Kombination mit weiteren Hormonen entwickelt (GnRH, Östradiol und PGF2α, LANE et al. 2001; MIALOT et al. 2003; MARTÍNEZ et al. 2005). In *Tabelle 4* sind einige durchgeführte Studien zur Brunstsynchronisation inklusive der Behandlungsvorgänge und den erzielten Trächtigkeitsergebnissen nach KB dargestellt.

Tabelle 4: **Erzielte Trächtigkeitsraten verschiedener Studien, die unter Anwendung gestagener Brunstsynchronisationsprogramme durchgeführt wurden**

Tiermaterial	*Anzahl (n)*	*Behandlung*	*KB*	*Trächtigkeitsrate (%)*	*Referenz*
FR-Jungrinder	*103*	**Tag 0-7 CIDR-B (1,9 g P4)** **Tag 0 GnRH** Tag 7 PGF2α Tag 8 EB	*28 St. nach EB Injektion*	*65*	*MARTINEZ et al. 2002*
	102	**Tag 0-7 CIDR-B (1,9 g P4)** **Tag 0 pLH** Tag 7 PGF2α Tag 8 EB		*55,9*	
	52	**Tag 0-7 CIDR-B (1,9 g P4)** **Tag 0 EB/Progesteron** Tag 7 PGF2α Tag 8 EB		*61,5*	
	101	**Tag 0-6 MGA** **Tag 0 GnRH** Tag 7 PGF2α Tag 8 EB		*52,5*	
	97	**Tag 0-6 MGA** **Tag 0 pLH** Tag 7 PGF2α Tag 8 EB		*55,7*	
	48	**Tag 0-6 MGA** **Tag 0 EB/Progesteron** Tag 7 PGF2α Tag 8 EB		*60,4*	
Jungrunder	*370*	**Tag 0-7 PRID alpha (1,55g P4)** **Tag 6 PGF2α**	*Brunstorientiert (ca. 56 St. nach der PRID-Entnahme)*	*73,5*	*JANOWITZ 2008*
Erstkalbinnen	*168*			*58,9*	
Kühe mit mehreren Geburten	*192*			*59,4*	
FR-Kühe	*139*	**Tag 0-7 CIDR (1,38 g P4)** **Tag 6 PGF2α**	*Brunstorientiert (ca. 56 St. nach der CIDR-Entnahme)*	*71*	*LUCY et al. 2001*
FR-Jungrinder	*116*			69	
MR-Jungrinder	*121*			59	

PRID) Progesterone Releasing Intravaginal Device

CIDR) Controlled Internal Drug Release

MGA) Melengestrol Acetate

EB) Estradiol Benzoat

pLH) porcine LH

FR) Fleischrind

MR) Milchrind

Des Weiteren werden Östrussynchronisationsprogramme bei Embryotransfers eingesetzt (FTET). Der günstigste Zeitpunkt, um Embryotransfers bei synchronisierten Tieren durchzuführen, ist 6-8 (i.d.R. 7) Tage nach der Brunsterkennung (BROADBENT et al.

1991; BROADBENT et al. 1993; TRIBULO et al. 1997; LOONEY et al. 1999; LAMB et al. 2001; BÓ et al. 2002; LOONEY et al. 2006).

In *Tabelle 5* sind einige durchgeführte Studien zur Östussynchronisation inklusive der Behandlungsvorgänge und den erzielten Trächtigkeitsergebnissen nach ET dargestellt. In der von BROADBENT et al. (1993) durchgeführten Studie ist dabei die höchste Spiralen-Verlustrate bei PRID® (10,8%) zu beobachten. Diese Zahl ist auch im Vergleich zu anderen Untersuchungen relativ hoch. Andere Autoren verzeichneten bei einer PRID®-Spiralen-Anwendung einen Verlust von lediglich 3-5% (VOSS u. HOLTZ 1985; HEUWIESER u. MANSFELD 1999; JANOWITZ 2008). BROADBENT et al. (1993) übertrugen die Embryonen chirurgisch 7 Tage nach dem Eintritt der Brunst. Bei anderen Autoren wurden hingegen unblutige Transfers durchgeführt (NASSER et al. 2004; SIQUEIRA et al. 2009). Nach SCHELLANDER (2005b) führt eine chirurgische Übertragung der Embryonen 6-8 Tage nach dem Eintritt der Brunst zu einem um 5-10% höheren Trächtigkeitserfolg. Trotz dieser Unterschiede, ist die chirurgische Übertragungsmethode sehr Zeit- und Arbeitsaufwändig, daher ist heutzutage vorwiegend die „unblutige“ Methode in der Praxis weit verbreitet (BESENFELDER 2006).

Tabelle 5: Beispiele für durchgeführte Östrussynchronisationsprogramme mit Embryotransfer
TR) Trächtigkeitsrate
DIB®) Progesteron Releasing Device (Syntex, Argentinien)
eCG) equines Chorion Gonadotropin

Tiere	Anzahl (n)	Behandlung	Verlust der Spirale (%)	Brunsteintritt (Std. nach dem Entfernen des Implantats)	Synchronisationserfolg (%)	ET Tauglichkeit (%)	ET Tag	TR (%)	Referenz
Jungrinder	130	Tag 1-7 CIDR-B® (1,9 g P4) Tag 6 PGF2α	0,75[a]	50,44[a]	74	72,9	7 Tage nach der Brunsteintritt	63,9	BROADBENT et al. 1993
	133	Tag 1-7 PRID® (1,55 g P4+ 10mg Östradiol benzoat) Tag 6 PGF2α	10,77[b]	55,50[b]	70,4	79,2		65,0	
	95	Tag 1-12 CIDR-B® (1,9 g P4) Tag 10 PGF2α	0	43,50[a]	86,7[a]	73,7		51,4	
	93	Tag 1-12 PRID® (1,55 g P4+ 10mg Östradiol benzoat) Tag 10 PGF2α	3,2	47,04[b]	72[b]	78,5		57,5	
Kühe und Jungrinder	91	Tag 0-8 CIDR® (1,9 g P4) Tag 5 eCG Tag 8 PGF2α Tag 9 EB	-	Tag 9, 10 (10)	-	-	Tag 17	58,2	SIQUEIRA et al. 2009
Jungrinder	75	Tag 0-8 DIB® (1 g P4) Tag 0 EB Tag 5 eCG+ PGF2α Tag 8 EB	-	Tag 9, 10 (10)	-	90,7	Tag 17	55,9	NASSER et al. 2004
	75	Tag 0-8 DIB® (1 g P4) Tag 0 EB Tag 8 eCG+ PGF2α+EB	-		-	82,7		48,4	
	76	Tag 0-8 DIB® (1 g P4) +P4 Tag 0 EB Tag 5 eCG+ PGF2α Tag 8 EB	-		-	88,2		49,3	
	75	Tag 0-8 DIB® (1 g P4)+P4 Tag 0 EB Tag 8 eCG+ PGF2α+EB	-		-	86,6		47,7	

2.4 Embryotransfer (ET) beim Rind

Der ET hielt in den 70er Jahren in der züchterischen und kommerziellen Rinderpraxis Einzug (ZORANYAN u. NAZARETYAN 1998; LOONEY et al. 2006). Unter dem Begriff *ET* wird die Embryonengewinnung von weiblichen Tieren sowie deren Übertragung auf die Empfängertiere verstanden. Der Embryotransfer wird bereits erfolgreich in der Tierzucht eingesetzt. Die Maßnahmen (siehe *Abbildung* 6) umfassen die Auswahl, Superovulation und Besamung des Spendertiers, die Gewinnung von Embryonen und deren Beurteilung, Konservierung sowie deren Transfer in die Empfängertiere (WRENZYCKI u. NIEMANN 2007).

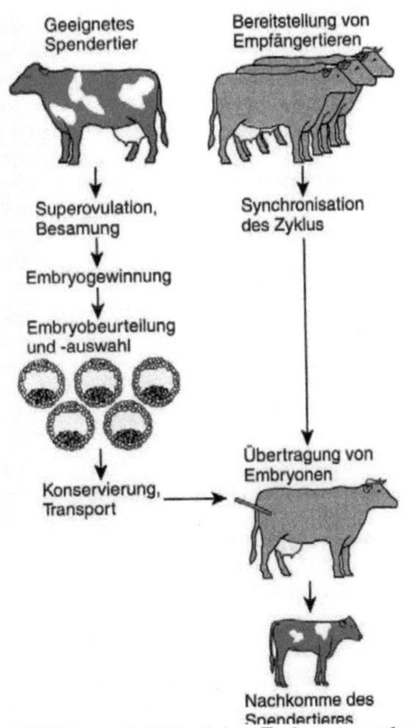

Abbildung 6: Ablauf des Embryotransfers (SCHELLANDER 2005b)

Der Embryotransfer hat viele Vorteile und ist von hoher praktischer Bedeutung: Hierzu zählt insbesondere die Möglichkeit, gleichzeitig mehrere Nachkommen von einem wertvollen Rind zu erzeugen, sowie die züchterische Konzentration auf eine überschaubare Zahl an Tieren. Daneben eröffnet sich durch den ET die Möglichkeit zur früheren Zuchtnutzung weiblicher Tiere und zur Erzeugung von Nachkommen, die weitgehend frei von Krankheitserregern sind. Auch von nicht mehr fertilen Tieren können mittels In-vitro produzierten Embryonen noch Nachkommen gewonnen werden. Des Weiteren ermöglicht der ET den globalen Austausch von kryokonserviertem Tiermatierial im Zuge des weltweiten Handels und sorgt indirekt für eine hohe Verfügbarkeit von Embryonen für andere Embryotransfer-assoziierte biotechnische Verfahren.

Bei der **Auswahl von Spender**- oder Donortieren wird besonders auf hohe Zuchtwerte und auf einen einwandfreien Reproduktionsstatus (regelmäßiger Zyklus) geachtet (BREM 1999; SCHELLANDER 2005b). Durch die **Superovulationsbehandlung** wird eine gleichzeitige Reifung und Ovulation mehrerer Oozyten beim Spendertier bewirkt. Nach SCHELLANDER (2005b) können variierende Superovulationsergebnisse auf tier- und rassebedingte, umweltbedingte und physiologische sowie behandlungsbedingte Ursachen zurückzuführen sein. Für die Auslösung der Superovulation werden unterschiedliche Hormone eingesetzt.

Während PGF2α zur Gelbkörper-Rückbildung und zur Auslösung der Brunst eingesetzt wird, kommt FSH zur Stimulation der Follikel und LH zur Stimulation der Ovulation zum Einsatz. Für die Induktion der Superovulation werden vorwiegend die Gonadotropine HMG (*Human Menopausal Gonadotropin*), eCG (*equine chorionic gonadotropin*), GnRH (*Gonadotropin-Releasing Hormon*) und FSH (*Follikelstimulierendes Hormon*) verabreicht (GREVE et al. 1995; SCHELLANDER 2005b; SCHAMS et al. 2007). Die Hormonbehandlung kann dabei in der Zyklusmitte oder auch früher begonnen werden (Zyklustag 8-13). Zu diesem Zeitpunkt ist die Anzahl der Tertiärfollikel, die durch eine Hormonbehandlung stimuliert werden können, durchschnittlich am höchsten (BREM 1999; STROUD u. HASLER 2006). Des Weiteren muss ein funktionsfähiger Gelbkörper am Eierstock vorhanden sein. Fünf Tage nach dem Beginn der Superovulationsbehandlung erfolgt der Eintritt der Brunst und die Donortiere werden besamt. Um alle freigesetzten Eizellen zu befruchten, sind 2-3 im zwölfstündigem Abstand durchgeführte **Besamungen** notwendig (SCHELLANDER 2005b). Sechs bis acht Tage nach der ersten Besamung werden die Embryonen gewonnen, um transfertaugliche Embryonen im Morula- und Blastozystenstadium zu erhalten (SCHIPILOV u. MIROLYUBOV 2000; WRENZYCKI u. NIEMANN 2006). Die **Embryogewinnung** beim Rind geschieht heute meist transzervikal (BREM 1999; SCHELLANDER 2005b). Anfangs wurden die Embryonen oft mit chirurgischen Methoden gewonnen und übertragen. Heutzutage kommt bei der Embryogewinnung meist ein Ballonkatheter zum Einsatz, mit dem die Embryonen unter rektaler Kontrolle aus der Gebärmutter ausgespült werden [siehe *Abbildung 7, BESENFELDER (2006)*].

Nach der Gewinnung werden die Embryonen beurteilt und gemäß ihrer Größe, Morphologie und ihres Entwicklungsstadiums in Qualitätsklassen eingeteilt (SCHELLANDER 2005b, *siehe 3.8.1 Übertragene Embryonen, Abbildung 10, Tabelle 12*). Anschließend werden die als „transfertauglich" eingestuften Embryonen kultiviert. Die Dauer der Kurzzeit-**In-vitro-Kultivierung** beträgt bis zu einem Tag und dient der Überbrückung der Zeitspanne von der Embryonengewinnung bis zum Transfer in das Empfängertier. Um die Rinderembryonen langfristig lagern zu können, werden diese mit kontrollierten Tiefgefrierverfahren oder mittels Vitrifikation kryokonserviert (*siehe 3.8.1 Übertragene Embryonen, Abbildung 11*, (WRENZYCKI u. NIEMANN 2006).

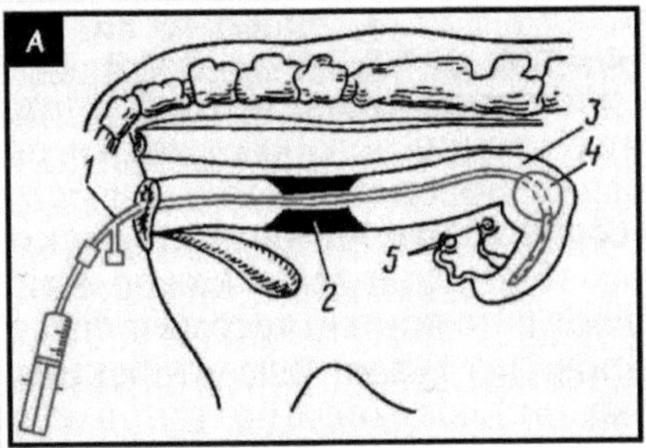

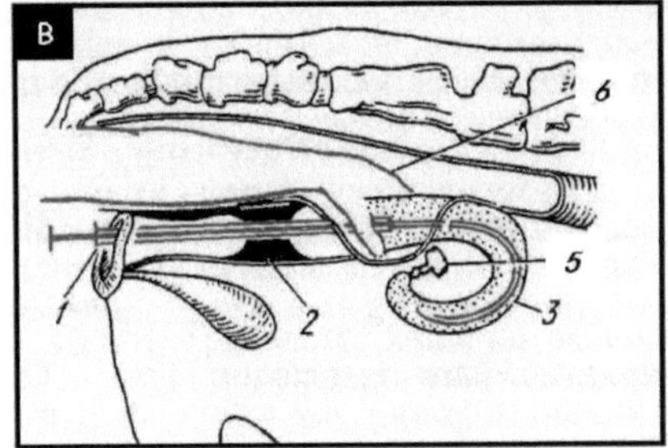

Abbildung 7: Embryonengewinnung und Übertragung beim Rind

A) Embryonengewinnung mit Hilfe eines transcervikal positionierten Ballonkatheters B) Embryonenübertragung mit Hilfe eines Katheters 1A) Ballonkatheter zur Gewinnung und 1B) Übertragungs-Katheter 2) Gebärmutterhals (Cervix uteri) 3) Gebärmutter (Uterus) 4) Ballon des Katheters 5) Eierstöcke (Ovar) 6) Hand des Transfertechniker (SCHIPILOV u. MIROLYUBOV 2000)

2.4.1 Auswahl der Empfängertiere für den Embryotransfer

2.4.1.1 Reproduktionsstatus der Empfängertiere vor dem Embryotransfer

Als Empfängertiere werden besamungsfähige Jungrinder und Kühe, die vor mehr als 6 Wochen abgekalbt haben, genutzt. Bei der rektalen Untersuchung dürfen keine pathologischen Veränderungen (Ovarialzysten, Endometritiden oder Verklebungen an den Genitalien) festgestellt werden. Auch klinisch inapparente gynäkologische Erkrankungen, wie z.B. subklinische Endometritiden, können sich negativ auf die Transferergebnisse auswirken (ZORANYAN u. NAZARETYAN 1998; SCHIPILOV u. MIROLYUBOV 2000). Die Tiere sollten älter als 14 Monate sein und ein entsprechendes Körpergewicht aufweisen. Eine zuverlässige Brunstbeobachtung erleichtert die Auswahl der Empfängertiere. Die Wahl des Empfängertiers hat Einfluss auf das Geburtsgewicht und das Abkalbeverhalten. Einige Rassen oder Linien der Rinder sind schwer abkalbend einzustufen, so dass in diesem Fall empfohlen wird, nur Kühe als Empfängertiere zu verwenden (NOHNER 2008). Dies kann bei den leicht kalbenden Rassen vernachlässigt werden. Die Wahl der Abkalbungslntervalle bei Fleischrindern ist ihrerseits von einer Vielzahl an Faktoren abhängig. Bei Rindern, bei denen die Geburt ohne Komplikationen verläuft, können bei entsprechender Fütterung Anfangsintervalle von 50 Tagen gewählt werden, die im Lauf der Zeit noch leicht verkürzt werden können (SHORT et al. 1990).

Im Idealfall sollten die Empfängertiere einen regelmäßigen 21-Tage-Zyklus aufweisen und deutliche Brunstsymptome zeigen. Des Weiteren sollten sie 6-8 Tage vor dem Transfertermin brünstig sein und am Transfertermin einen funktionellen Gelbkörper besitzen. Vor dem Transfer wird durch rektale Untersuchung festgestellt, ob und auf welchem Ovar sich der Gelbkörper befindet und ob seine Qualität mit dem zu erwartenden Zyklusstadium übereinstimmt (BREM 1999).

2.4.1.2 Fütterungsmanagement und BCS (Body condition score)

Neben einer geschickten Wahl der AbkalbungsIntervalle spielt insbesondere eine angepasste Fütterung eine wichtige Rolle für eine erfolgreiche Durchführung des ET (JONES u. LAMB 2008).

Insbesondere für die Empfängertiere ist die Ernährung von entscheidender Bedeutung (BROADBENT et al. 1991). Wichtig sind hierbei der Gehalt an Energie, Proteinen, Vitaminen, Mineralien, Wasser sowie das richtige Verhältnis dieser Elemente zueinander. OH et al. (1999) vermuteten, dass die Konzentration verschiedener Serum-Metabolite, wie Gesamtcholesterin, Gesamtprotein, Blutharnstoff-Stickstoff und Triglizeride, ein geeignetes Kriterien für die Auswahl der Empfängertiers darstellen könnte.

Der körperliche Zustand *(Body Condition Score)* und der Energiehaushalt der Rezipienten entscheiden maßgeblich über Erfolg und Misserfolg des ET. MAPLETOFT et al. (1986) stellten einen Einfluss des körperlichen Zustands der Empfängertiere auf den Trächtigkeitserfolg fest, unabhängig davon, ob der Eingriff chirurgisch oder nichtchirurgisch erfolgte. Empfängertiere mit einem Body Condition Score (BCS, Einstufung von 1-5; 1= dünn 5= sehr wohlgenährt) von 3 (55%; n = 633) und 2 (53%; n = 460) erzielten signifikant höhere Trächtigkeiten als Empfängertiere mit einem BCS von 1 und niedriger (44%; n = 230). Die erzielten Trächtigkeiten der Rezipienten mit einem BCS von über 4 (47%; n = 175) lagen dazwischen. LOWMAN (1985) vermutete, dass zum Zeitpunkt des Abkalbens ein BCS von 2,5 anzustreben wäre und zum Zeitpunkt des Transfers ein Wert von 2 nicht unterschritten werden sollte. Die Tiere, deren BCS deutlich unter diesen Werten liegt, sollten dementsprechend gefüttert werden, um eine positive Energiebilanz zu erreichen und den BCS-Wert anzuheben. Sowohl bei den Empfängertieren als auch bei den Donortieren sind keine weiteren Steigerungen der Trächtigkeitsraten zu erwarten, wenn ein Mangel an einem der erforderlichen Nährstoffe auftritt (LOWMAN 1985).

2.4.1.3 Gesundheitliche Anforderungen an die Empfängertiere

Um ein optimales Resultat beim Embryotransfer zu erzielen, werden die Empfängertiere auch auf Allgemeingesundheit hin untersucht. Bei Empfängerstationen dürfen Empfängertiere nur aus Betrieben stammen, die frei von Tuberkulose, Brucellose und

Leukose, sowie von IBR/IPV sind. Es muss sichergestellt werden, dass die Tiere aus BVD-freien Betrieben stammen oder keine Virusträger sind (BREM 1999). Häufig werden die Tiere auch gegen Endo- und Ektoparasiten behandelt (GÖRLACH 1997; ZORANYAN u. NAZARETYAN 1998; BREM 1999; SCHIPILOV u. MIROLYUBOV 2000).

2.4.2 Einflussfaktoren auf den Transfererfolg

Der Transfererfolg hängt von einer Vielzahl an Faktoren ab. Zu nennen sind insbesondere die Embryonenbeschaffenheit (Qualität, Alter), der technische Ablauf des Transfers (Medien, Kontaminationsrisiko, Zeitdauer des Ablaufs, Verwendung frischer oder konservierter Embryonen), der Synchronisationsgrad zwischen Spender- und Empfängertier sowie der allgemeine Zustand des Empfängertieres (Transferzeitpunkt in Relation zur Gelbkörperausbildung und der Ernährungszustand etc., JONES u. LAMB 2008). Bei optimalem Transferverlauf werden nach Erstbesamung Trächtigkeitsraten von bis zu 65% erreicht, was in etwa der Erfolgsrate bei künstlicher Besamung entspricht (SCHELLANDER 2005b; STOLLA u. DE KRUIF 1999).

Die Wahl eines geeigneten Fütterungsmanagements und geeigneter Post-Partum-Intervalle stellt ebenso eine wichtige Grundvorraussetzung für einen erfolgreichen ET dar (LOONEY et al. 2006).

Optimierte Ovulationssynchronisationsprotokolle können zu einer Steigerung der Fertilität der Rezipienten führen und somit die Notwendigkeit einer Brunstbeobachtung reduzieren (STROUD u. HASLER 2006; CHEBEL et al. 2008).

2.4.2.1 Fachkunde des durchführenden Personals

Eine ebenso große Rolle für die Erzielung hoher Trächtigkeitsergebnisse spielt auch die Fähigkeit und Fachkunde des durchführenden Personals. Alle Arbeitsschritte - angefangen mit der Auswahl der Empfängertiere bis hin zum trächtigen Empfängertier - sind dabei mit höchster Genauigkeit und Sorgfalt durchzuführen, um den Erfolg des ET nicht zu gefährden (LOONEY et al. 2006; CHEBEL et al. 2008).

Bei der transzervikalen Übertragung der Embryonen ist die Erfahrung der durchführenden Person nach wie vor von entscheidender Bedeutung, da diese den genauen Ablageort im ausgewählten Gebärmutterhorn bestimmt und mitverantwortlich für eventuell auftretende Verletzungen und Traumata der übertragenen Embryonen ist. In einer Studie von SCHNEIDER et al. (1980) konnte ein Zusammenhang zwischen den erzielten Trächtigkeitsraten und dem Grad der Praxiserfahrung des durchführenden Transfertechnikers bestätigt werden. SEIDEL (1980) mutmaßte, dass bei guter Erfahrung und Fachkunde des Personals andere erfolgsbestimmende Faktoren, wie die Auswahl des genauen Ablageortes und selbst die Einschleppung unerwünschter Mikroorganismen in den Hintergrund treten. Im Allgemeinen wird der Embryo immer in das ipsilateral zum Gelbkörper gelegene Gebärmutterhorn übertragen. BEAL et al. (1984) erzielten unabhängig von der Qualitätsklasse der eingesetzten Embryonen höhere Trächtigkeitsraten bei tiefer im Gebärmutterhorn verpflanzten Embryonen im Vergleich zu weniger tief verpflanzten Embryonen.

2.4.2.2 Untersuchung der Corpora lutea

Darüber hinaus muss das den ET durchführende Personal über die Fähigkeit verfügen, das Vorhandensein funktioneller CL zu erkennen. Insbesondere Alter und Funktionsstadien der Gelbkörper sollten richtig beurteilt werden können. Die Einstufung erfolgt anhand der relativen Größe und der Konsistenz. Beträgt das Volumen eines Corpus luteums weniger als die Hälfte des Gesamtovars, so handelt es sich um einen *Anbildungs-* oder *Rückbildungsgelbkörper.* Um welche Art von Gelbkörper es sich handelt, lässt sich anhand der Konsistenz ertasten. Während sich ein Rückbildungsgelbkörper i.d.R. deutlich härter als das übrige Ovargewebe anfühlt, ist der Anbildungsgelbkörper meist weicher als das umliegende Ovargewebe, Anbildungsgelbkörper lasses sich i. d. R. während der Zyklustage 4-7 ertasten, Rückbildungsgelbkörper während der Zyklustage 15-21 (GRUNERT 1999b).

Der *Blütegelbkörper*, dessen Volumen bei jungen Kühen mehr als zwei Drittel des Gesamtovars betragen kann, ist von fest- weicher Konsistenz. Bei alten Kühen mit fleischigen Ovarien beträgt er im Normalfall mindestens die Hälfte des Gesamtovars. Der Blütegelbkörper ist i.d.R. ab dem 8. bis zum 15. Zyklustag fühlbar. Bei der Palpation ist darauf zu achten, dass eine auffällig weiche Konsistenz eines als Blütegelbkörper eingestuften CL auf die Existenz eines zentralen Holraumes im Gelbkörper hinweist. Derartige Gelbkörper mit Hohlraum haben jedoch keine klinische Bedeutung (GRUNERT 1999b; SCHIPILOV u. MIROLYUBOV 2000). SPELL et al. (2001) stellten bei der Hinzunahme von Empfängertieren, die über CL mit flüssigkeitsgefülltem Hohlraum verfügten, keinerlei negativen Einfluss auf das Trächtigkeitsergebnis fest. Die Vorgehensweise bei der Einstufung der Gelbkörper ist ausführlich in Kapitel 3.1.5 dargestellt. Trotz geringer Fehler bei den palpatorischen Erhebungen, stellt die rektale Untersuchung eine relativ sichere Methode dar, um die Empfängertiere als tauglich oder ungeeignet zu klassifizieren (GRUNERT 1999b; SCHIPILOV u. MIROLYUBOV 2000).

2.4.2.2.1 Progesteronspiegel und Gelbkörperqualität zum Zeitpunkt des Embryotransfers

SPELL et al. (2001) konnten keinerlei Zusammenhang zwischen der Plasmaprogesteronkonzentration der Empfängertiere (0,58 bis 16,0 ng/mL) und der erzielten Trächtigkeitsrate erkennen, während andere Studien von einem einzuhaltenden Optimalbereich von 2 – 5 ng/mL Plasmaprogesteron im Blut ausgehen.

SPELL et al. (2001) folgerten, dass die starken Schwankungen der Plasmaprogesteronkonzentration das Resultat unterschiedlicher Entwicklungsstadien der CL und der starken Variation der Progesteronfreisetzung während der frühen lutealen Phase darstellen. LOONEY et al. (2006) verwendeten für den ET ausschließlich Empfängertiere, deren CL mindestens 10 mm Durchmesser betrug, wobei auch bei Tieren mit größeren CL keine höheren Trächtigkeitsraten zu verzeichnen waren. Auch zahlreiche andere Studien deuten darauf hin, dass zwischen der Gelbkörpergröße und der erzielten Trächtigkeitsrate keine Korrelation zu bestehen scheint (REMSEN et al. 1982; COLEMAN et al. 1987; HASLER et al. 1987; MORENO et al. 2002). Bei einem Vergleich von CL mit und ohne Hohlraum wurde kein signifikanter Unterschied zueinander betreffend der peripheren P4-Konzentration festgestellt (KITO et al. 1986; KASTELIC et al. 1990; GARCIA u. SALAHEDDINE 2000).

2.4.2.3 Embryonenqualität und Entwicklungsstadium der Embryonen

Es wird darauf hingewiesen, dass es sich bei einer morphologischen Beurteilung von Embryonen immer um eine subjektive Einschätzung handelt (ROBERTSON u. NELSON 1991). *Tabelle 6* zeigt verschiedene Trächtigkeitsraten in Abhängigkeit von der Embryonenqualität und dem Entwicklungsstand nach DONALDSON (1985). Hierbei wird deutlich, dass die Embryonenqualität eine höhere Bedeutung im Hinblick auf die Erzielung hoher Trächtigkeitsraten aufweist als der Entwicklungsstand der Embryonen. Viele Autoren bestätigten den zentralen Einfluss der Embryonenqualität auf die Trächtigkeitsergebnisse. Viele Ergebnisse ähneln den in *Tabelle 6.* zusammengestellten Werten (SCHNEIDER JR et al. 1980; COLEMAN et al. 1987; HASLER et al. 1987).

Tabelle 6: **Trächtigkeitsraten in Abhängigkeit von Embryonenqualität und Entwicklungsstand** (DONALDSON 1985)

Entwicklungsstand/ Qualitätsklassen *(IETS)*	frühe Morula	späte Morula	frühe Blastozyste	späte Blastozyste	geschlüpfte Blastozyste	kollabierte Blastozyste	alle Stadien
I	59,4	53,0	56,2	55,9	52,5	60,4	56,1
II	49,1	44,0	50,2	49,2	42,1	48,4	48,9
III	22,0	38,0	34,1	33,3	22,2	31,8	40,1
IV	12,5	30,6	32,4	-	66,7	50,0	32,5
alle	44,3	47,0	52,0	54,3	44,2	41,0	-

Ein weiterer Faktor, der die Embryonenqualität beeinflussen kann, ist der Zustand (frisch oder tiefgefroren/aufgetaut), in dem sich der Embryo zum Zeitpunkt der Übertragung befindet (HASLER et al. 1987; NIEMANN 1989). CHEBEL et al. (2008) stellten signifikante Unterschiede zwischen den erzielten Trächtigkeitsraten mit frischen (56,9%) und tiefgefroren/aufgetauten (44,2%) Embryonen fest.

Deutliche Auswirkungen auf den Transfererfolg weist auch die Art des verwendeten Mediums auf, insbesondere dessen pH-Wert und Serumzusätze (SCHELLANDER 2005b). Das One-Step-Verfahren (Gefrierschutzmittel Ethylenglykol) ist gut geeignet für die Kryokonservierung der Embryonen (MARTÍNEZ et al. 2002, siehe *3.8.1 Übertragene Embryonen*).

3. Material und Methoden

3.1 Tiermaterial

Für die Untersuchungen wurden Tiere der Empfängerstation des Besamungsvereins Neustadt a. d. Aisch e.V. verwendet. Im Zeitraum von September 2008 bis Februar 2009 wurden 68 Empfängertiere untersucht. Bei den Tieren handelte es sich um Jungrinder der Rasse Fleckvieh mit einem Durchschnittsalter von 18 Monaten und einem durchschnittlichen Gewicht von 410 kg. Im Zuge eines 14-tägigen Quarantäneaufenthaltes vor der Einstallung wurden die Versuchstiere mit dem Antiparasitikum *Cydectin®* pour on (Fa. *Fort Dodge*, Aachen) behandelt. Darüber hinaus fand eine Impfung gegen BVD/MD (*Vacoviron®,* Fa. *Merial*, Hallbergmoos), sowie gegen Trichophytie (*Permavax®* Tricho, Fa. Essex Tierarznei, München) statt. Nach der Quarantäne wurden die Tiere in einem Anbindestall gehalten. Vor dem Beginn der Brunstsynchronisation wurden alle für die Untersuchungen ausgewählten Färsen ebenfalls auf Allgemein- und Geschlechtsgesundheit hin untersucht. Die Fütterung bestand aus ca. 7-9 kg/Tag Grasssilage, ca. 2-3 kg/Tag Heu und Stroh (ad libitum), ergänzt durch ca. 50 g/Tag Mineralfutter und ca. 25-50 g/Tag ß-Carotin (*Blattiviko beta plus*, Fa. *Blattin*, Dormagen, Deutschland).

3.2 Östrus-Synchronisation

Die Versuchstiere wurden zufällig in zwei Gruppen aufgeteilt und erhielten unabhängig vom Zyklusstand für sieben Tage entweder eine Spange (*CIDR® 1,38 g Progesteron,* Fa. *Pfizer*, Karlsruhe) oder eine Spirale (*PRID® alpha 1,55 g Progesteron,* Fa. *Ceva Sante Animale*, Libourne, Frankreich). Einen Tag vor Entfernen des Implantats wurde allen Tieren 2 ml des Prostaglandinpräparates *Estrumate®* (Fa. *Essex* Tierarznei, München, Wirkstoff: Cloprostenolum 0,25 mg/ml) i.m. verabreicht. Gemäß Herstellerangaben ist mit einem Eintritt der Brunst 48 bis 72 Stunden nach dem Entfernen der Spirale/Spange zu rechnen (*sieheTabelle 7*).

Tabelle 7: Darstellung der Synchronisationsvorgänge mit PRID und CIDR nach Herstellerangaben

Tag 0	Tag 6	Tag 7	Tag 8-10
Einsetzen CIDR® **1,38 g Progesteron**	*Prostaglandin-Applikation (Estrumate®)*	*Entfernen der Spange*	*Brunsterkennung an Tag 8-11, überwiegend an Tag 9 und 10*
Einsetzen PRID® alpha **1,55 g Progesteron**	*Prostaglandin-Applikation (Estrumate®)*	*Entfernen der Spirale*	*Brunsterkennung an Tag 8-10, überwiegend an Tag 9 und 10, KB 56 Std. nach Entnahme*

KB: Künstliche Besamung

In *Abbildung 8* ist die ordnungsgemäße Positionierung der eingesetzten Präparate in der Vagina des Empfängertieres dargestellt. Beide Präparate werden mit einem entsprechenden Applikator in die Vagina des Rindes verbracht. Am Präparat ist jeweils ein Faden befestigt, der auch nach dem Einsetzen noch aus der Vagina herausragt und der Entfernung des Präparates dient.

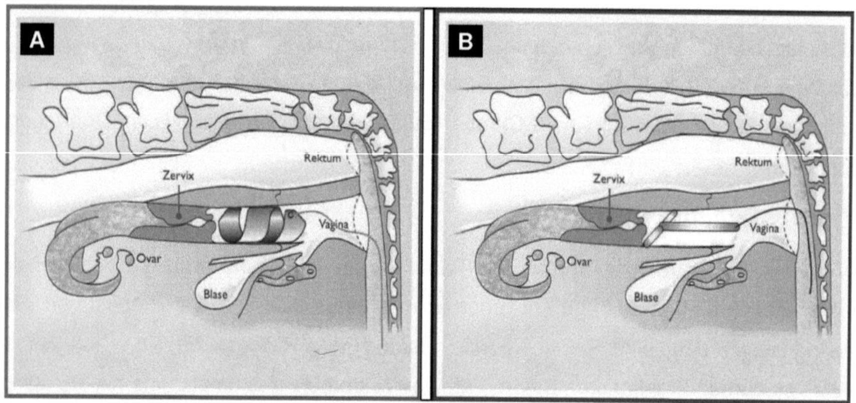

Abbildung 8: Platzierung der eingesetzten Präparte in der Vagina des Empfängertieres
A: PRID® alpha Spirale; B: CIDR®

3.3 Untersuchungstermine

Die zeitliche Abfolge der Untersuchungen ist in *Tabelle 8* dargestellt. Der Tag des Einsetzens der Spirale bzw. Spange wird als „Tag 0“ bezeichnet. Umfangreiche Blutprobenentnahmen fanden neben dem „Tag 0“ auch am Tag des Entfernen des Präparates („Tag 7“) statt.

Im Laufe des Versuches wurde mehrmals der Zustand der Ovarien untersucht. Im Zuge dieser Untersuchungen wurde die Anwesenheit von Follikeln und Gelbkörpern sowie deren Anzahl und Größe dokumentiert. Ovarbefunde wurden an den Versuchstagen -3, 0, 7, 8, 9, 10, 16, 30 durchgeführt.

An Tag 30 wurde eine Ovaruntersuchung durchgeführt, um die Tiere, bei denen noch Gelbkörper vorhanden waren ausfindig zu machen (evtl. 21. Tag der Trächtigkeit).

Am Tag 39 und 51 (entspricht Tag 30 und 42 der Trächtigkeit) wurde eine Trächtigkeitsuntersuchung durchgeführt. Eine detaillierte Beschreibung der Vorgehensweise der einzelnen Untersuchungsmethoden ist in den Folgenden Kapiteln zu finden.

Tabelle 8: Zeitliche Abfolge der Untersuchungen

	BE	*P4*	*E1-E2-Konjugate*	*OB*	*UB*	*BB*	*PG*	*Einsetzen des Implantates*	*Entfernen des Implantates*	*ET*	*TU*
Tag -3	✓	✓		✓		✓					
Tag 0	✓ [1]	✓ [1]		✓ [3]		✓		✓			
Tag 2	✓	✓									
Tag 6	✓	✓					✓				
Tag 7	✓ [1]	✓ [1]	✓ [2]	✓					✓		
Tag 8	✓	✓	✓	✓		✓					
Tag 9	✓	✓	✓	✓		✓					
Tag 10	✓	✓	✓	✓		✓					
Tag 16	✓	✓		✓ [4]	✓					✓	
Tag 23	✓	✓									
Tag 30	✓	✓		✓		✓					✓
Tag 39	✓	✓		✓							✓
Tag 51	✓	✓		✓							✓

BE: Blutentnahme

P4: Plasmaprogesteronbestimmung

E1-E2-Konjugate: Gesamtöstrogenbestimmung im Plasma

OB: Ovarbefund

UB: Uterusbefund

BB: Brunstbeobachtung

PG: Prostaglandin-Injektion

ET: Embryotransfer

TU: Trächtigkeitsuntersuchung

[1]) Blutprobengewinnung 15 min vor, sowie 15, 30, 45, 60, 120, 180 min nach dem Einsetzen bzw. nach der Entnahme des Implantats, Plasmaprogesteronbestimmung aus allen Proben

[2]) Gesamtöstrogenbestimmung nur von Proben, die 15 min vor und 180 min nach der Entnahme des Implantats gewonnen wurden

[3]) Ermittlung des Zyklusstandes

[4]) Gelbkörperkontrolle und Bewertung

3.4 Brunstbeobachtung

Am Tag der Präparatapplikation wurde der aktuelle Zyklusstand aller Versuchstiere erfasst und dokumentiert.

Eine gezielte Brunstbeobachtung erfolgte an den drei Folgetagen nach Entfernen des Präparates (Tag 8, 9, 10). Die Untersuchung beinhaltete eine adspekorische Erfassung der äußeren Brunstsymptome, eine rektale Untersuchung zur Ermittlung der Kontraktionsbereitschaft des Uterus, sowie eine Beurteilung der Menge und der Beschaffenheit des Brunstschleimes. Zur Kategorisierung wurden folgende Kriterien herangezogen:

Tabelle 9: Brunsbeurteilungskriterien nach der adspektorischen und rektalen Untersuchung

Deutliche Brunst	*Deutliche äußere Brunstsymptome mit fadenziehendem Schleim und mittel bis hochgradiger Uteruskontraktion*
Undeutliche Brunst	*Brunstsymptome schwächer ausgeprägt und ohne Schleimabsonderung*
Keine Brunst	*Keine äußeren Brunstsypmtome, keine Schleimabsonderung und keine Uteruskontraktion*

Eine weitere Brunstbeobachtung wurde an Versuchstag 30 (evtl. 21. Tag der Trächtigkeit) durchgeführt, um nichtträchtige Empfängertiere möglichst frühzeitig zu erfassen.

3.5 Manuelle Palpation, Ovarbefunde und Bewertung der Corpora lutea

Im Zuge der rektalen Untersuchungen wurden die Ovarien in bestimmten zeitlichen Abständen (*siehe Tabelle 8*) palpiert und auf Gelbkörper *(Corpora lutea)* und ertastbare Follikel hin untersucht.

Die manuelle Klassifizierung der *Corpora lutea* der Empfängertiere erfolgte am Tag der Embryonenübertragung durch den Tierarzt des Besamungsvereins Neustadt a. d. Aisch e. V. und wurde nach dem gebräuchlichen Punkte-Schema von 0 (nicht vorhanden) bis 3 (deutlicher Gelbkörper in Blüte) beurteilt (*siehe Tabelle 10).* Um die Genauigkeit der Klassifizierung zu steigern, erfolgte die Einstufung in 0,5er Schritten.

Tabelle 10: Subjektives Bewertungsschema der palpatorisch diagnostizierten Corpora lutea

Punkte	
0	*Corpus luteum nicht vorhanden*
1	*Kleines Corpus luteum in Anbildung oder Regression*
2	*Deutlich palpierbares Corpus luteum*
3	*Deutlich ausgeprägtes Corpus luteum in Blüte*

Abtastbare Follikel wurden ebenfalls registriert und subjektiv verschiedenen Größenklassen zugeordnet (*siehe Tabelle 11*).

Tabelle 11: Subjektives Bewertungsschema der palpatorisch diagnostizierten Follikeln

Größenklassen	***Größe (cm)***
Kein fühlbarer Follikel vorhanden	-
kleine Follikel (rechts/links)	*bis 0,3*
mittelgroße Follikel (rechts/links)	*0,4 bis 0,8*
große Follikel (rechts/links)	*0,9 und größer*

Für die Auswahl der Empfänger zum Embryotransfer wurde letztlich jedoch die Gelbkörperbeurteilung als maßgebliches Kriterium erachtet.

3.6 Gewinnung und Aufbereitung der Blutproben

Die Gewinnung der Blutproben erfolgte durch Punktion der Drosselvene *(V. jugularis externa).* Zur Punktion dienten EDTA-Röhrchen (*Monovette®*, Fa. *Sarstedt*, Nürmbrecht). Jede Probe wurde mit der Stallnummer des jeweiligen untersuchten Tieres, dem aktuellen Datum, dem jeweiligen Untersuchungstag sowie der Art des eingesetzten Präparates (Spange/Spirale) gekennzeichnet. Die Blutproben wurden unmittelbar nach deren Entnahme 15 Minuten bei 3500 U/min zentrifugiert (*EBA 8 S*, Fa. *Hettich*, Tuttlingen). Das Blutplasma (Zentrifugationsüberstand) wurde zu je 2 x 2 ml (Doppelbestimmung) in Eppendorf-Gefäße pipettiert und anschließend bei -20℃ eingefroren. Im Verlauf der Versuchsphase wurden pro Empfängertier insgesamt 25 Plasmaproben gewonnen. Eine intensive Beprobung mit je 7 Probenentnahmen erfolgte am Tag des Einsetzens („Tag 0") sowie am Tag des Entfernens („Tag 7") des Präparates. Die Zeitpunkte der Probenahme reichten an diesen Tagen von etwa 15 Minuten vor bis 180 Minuten nach dem Einsetzen bzw. Einfernen des Präparates (*siehe Tabelle 8*). Die verbleibenden elf Proben wurden als Einzelproben an den Versuchstagen -3, 2, 6, 8, 9, 10, 16, 23, 30, 39, 51 entnommen. Nach Ende des Untersuchungszeitraumes wurden alle Proben gut gekühlt mit Trockeneis zur Klinik für Rinder der Stiftung Tierärztliche Hochschule Hannover transportiert, wo sie vor der analytischen Bestimmung der Progesteronkonzentration wieder bei -20℃ eingelagert wurden.

3.7 Hormonanalytik

Hormonanalytisch untersucht wurde die Plasmaprogesteron- sowie die Konzentration an E1+E2+Konjugaten. Während diese Hormonbestimmungen bei allen trächtigen Tieren durchgeführt wurden, beschränkten sich diese bei den nichtträchtigen Tieren auf eine exemplarische Auswahl von fünf Tieren pro Gruppe (CIDR® und PRID®).

3.7.1 Progesteronanalyse

Zur Bestimmung der Progesteronkonzentration im Blutplasma wurde die Methode des enzymgekoppelten Immunadsorptionstest (EIA) unter Verwendung der Doppelantikörpertechnik (PRAKASH et al. 1987) angewendet. Das Prinzip der Methode beruht auf der gegenseitigen Konkurrenz einer der Probe zugeführten, konstanten Menge an enzymmarkiertem Progesteron (Marker: P4-3-CMO-HRP) mit nativem, nicht markiertem Progesteron aus der Probe, um eine limitierte, konstante Anzahl an hormonspezifischen Bindungsstellen eines monoklonalen Antigens (AK1; Antigen: Progesteron-7-α-BSA). Der Nachweis des Anteils der Antikörper, die mit dem enzymmarkierten Progesteron eine Verbindung eingegangen sind, erfolgt durch die Zugabe eines zum Enzym passenden, chromogenen (gefärbten) Substrates, das vom Enzym zu einem Reaktionsprodukt umgesetzt wird. Da diese vom Enzym katalysierte Reaktion mit einem Farbumschlag einhergeht, kann das enzymmarkierte Progesteron photometrisch bestimmt und somit auch die Menge an unmarkiertem, nativem Progesteron in der Probe berechnet werden (siehe *Abbildung 9).*

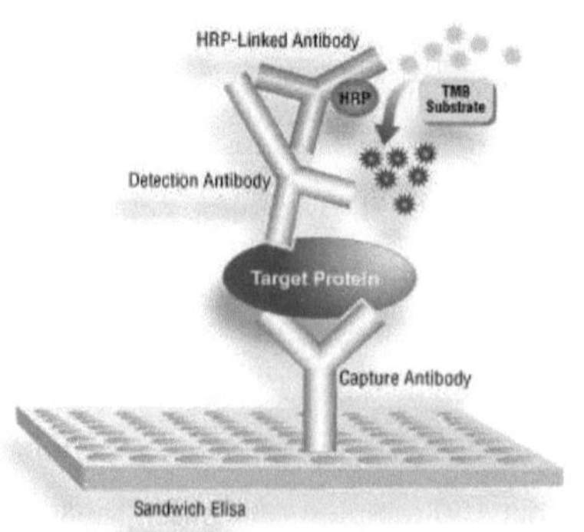

Abbildung 9: Das EIA-Funktionsprinzip (www.microscopesblog.com)

Die photometrische Messung erfolgte bei einer Wellenlänge von 450 nm. Die Intra-Assay-

Variation betrug 10%. Die Nachweisgrenze lag bei 0,4 ng/ml.

Im Allgemeinen deuten Progesteronwerte im Blutplasma von >1 ng/ml auf die Existenz eines aktiven Gelbkörpers hin.

3.7.2 Analyse von Gesamtöstrogen

Die Bestimmung des Gesamtöstrogengehaltes im Blutplasma erfolgte nach Hydrolyse (0,4%-Glucuronidase/Arylsulfatase aus *Helix pomatia*) und Ether-Extraktion nach der von MEYER et al. (1990) beschriebenen Methode mittels EIA. Die Intra-Assey-Variation betrug 10%. Die Nachweisgrenze lag bei 8 pg/ml.

3.8 Embryotransfer

Sieben Tage nach der Brunst erfolgte der Transfer tiefgefrorener, in vivo generierter Embryonen. Die Auswahl der Empfängertiere erfolgte dabei anhand der Größe und Qualität des gebildeten Gelbkörpers. Für den Embryotransfer wurden nur Tiere verwendet, die mit minimal *1,5 Punkten* bewertet wurden (*siehe Tabelle 10*).

Die Übertragung der Embryonen durch den Tierarzt der Besamungsstation Neustadt a. d, Aisch e.V. erfolgte mit einem vorgewärmten Transfergerät (Fa. *Wörrlein*, Ansbach, Deutschland). Dieses sterile Transfergerät wurde mit einer Schutzhülle (Klarsichtfolie) sauber in die Scheide eingeführt. Vor dem Einführen des Gerätes in den äußeren Muttermund wurde die Schutzhülle zurückgezogen. Dann folgte das weitere Einführen durch die Zervix und die schonende Ablage des Embryos im zum Gelbkörper ipsilateral gelegenen Gebärmutterhorn. Der Embryo wurde möglichst weit cranial im Uterushorn abgelegt, wobei aber darauf geachtet wurde, dass die Gebärmutterspitze unberührt blieb.

3.8.1 Übertragene Embryonen

Bei allen übertragenen Embryonen handelte es sich um tiefgefrorene, in vivo generierte Embryonen.

Die Klassifizierung der Embryonen erfolgte nach dem Standardverfahren der International Embryo Transfer Society *(IETS*; ROBERTSON und NELSON 1998) bei 40facher Vergrößerung unter dem Stereomikroskop.

Tabelle 12: Qualitative Beschreibung und Klassifizierung der Embryonen nach den Standards der *IETS* (ROBERTSON und NELSON 1998)

Qualitätsstufe	*Zustand der Blastozyste*	*% intakter Zellen*	*Transfer-kategorie*
sehr gut /gut	*symmetrische, sphärische Embryonen mit Blastomeren, die von einheitlicher Größe, Färbung und Dichte sind, zeitgemäßer Entwicklungstand, kaum ausgeschleustes Zellmaterial im perivitellinen Raum, glatte, intakte Zona pellucida ohne Verformungen*	*> 85%*	***1***
mittelmäßig	*moderate Unregelmäßigkeiten in Größe, Färbung und Dichte der Blastomeren*	*> 50%*	***2***
schlecht	*größere Normabweichungen der Blastomeren in Farbe, Größe, Dichte*	*> 25%*	***3***
degeneriert oder tot	*- Oozyten - in der Entwicklung stark zurückgebliebene Embryonen - degenerierte Embryonen*		***4***

Zur Kryokonservierung wurden überwiegend und nach Möglichkeit nur Embryonen der Kategorie 1 verwendet.

Zusätzlich erfolgte eine Einteilung der Embryonen gemäß ihrer Entwicklungsstadien (siehe *Abbildung 10*). Für die Kryokonservierung wurden nur die Embryonen im Stadium „Morula" oder „Frühe Blastozysten" verwendet (Entwicklungsstadium 4). Bei der vorliegenden Arbeit wurden für den Transfer tiefgefrorene/aufgetaute Embryonen der *Kategorie 1* des *Entwicklungsstadiums 4* verwendet.

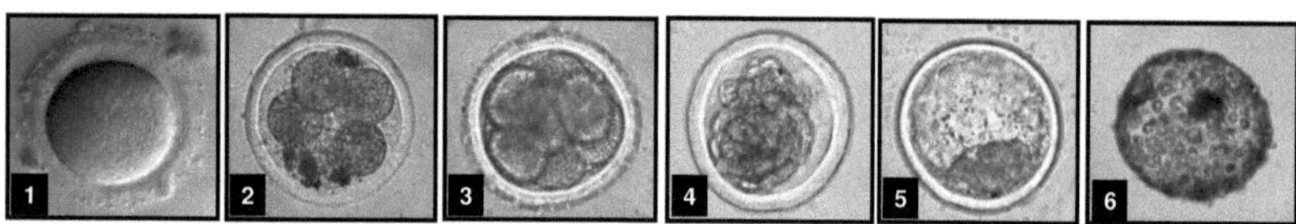

Abbildung 10: Präimplantatorische Embryonalstadien beim Rind (in vivo generierte Embryonen) 1] Zygote (Tag 1), 2] 4-Zell-Embryo (Tag 2-3), 3] 8-16-Zell-Embryo (Tag 3-4), 4] Morula (Tag 5-6), 5] Expandierte Blastozyste (Tag 7-8), 6] Geschlüpfte Blastozyste (Tag 8-9)

Die Kryokonservierung wurde im One-Step-Verfahren durchgeführt (siehe *Abbildung 11*). Als Gefrierschutzmittel diente Ethylenglykol mit einer Konzentration von 1,5 M (Fa. *EPC LtD*, New Zealand). Als Verdünnungslösung wurde PBS *(Phosphate Buffered Saline)* mit Ca^{2+}, Mg^{2+} (Fa. *Biochrom AG*, Berlin, Deutschland) verwendet. Diese PBS-Lösung beinhaltete außerdem 20% *FSK (Fötales Kälberserum,* Fa. *Biochrom AG*, Berlin, Deutschland). Die Embryonen wurden in transparenten Mini-Pailletten (Fa. *IMV Technologies*, Frankreich) aufbewahrt.

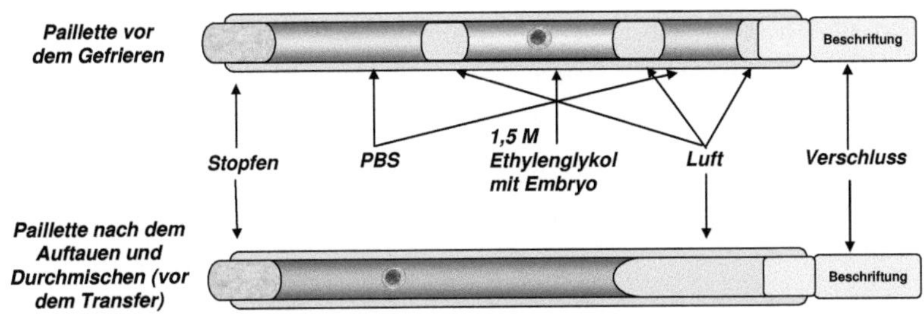

Abbildung 11: Schematische Darstellung der Flüssigkeitssegmente in der Paillette beim One-step Verfahren von Embryonen
PBS: Phosphate Buffered Saline mit Ca^{2+}, Mg^{2+}

Das Auftauen der Embryonen erfolgte am Ort des Transfers. Dazu wurde die Paillette aus dem Container entnommen und zunächst für 10 Sekunden an der Luft und dann für 20 Sekunden in 25℃ warmem Wasser aufgetaut. Nach Entfernen des Verschlusses wurde der Transfer des Embryos durchgeführt.

3.9 Trächtigkeitsuntersuchung

An den Versuchstagen 39 und 51 wurden rektal-palpatorische Trächtigkeitsuntersuchungen durchgeführt. Im Zuge derer wurden die Gebärmutter und Eierstöcke vorsichtig palpiert.

Zur Auswertung der Ergebnisse wurden die Versuchstiere nach der Art des eingesetzten Präparates und des erzielten Trächtigkeitsstatus in 4 Gruppen eingeteilt. Dabei wurden alle mit PRID® alpha behandelten trächtigen Tiere in **Gruppe A** und alle ebenfalls mit **PRID® alpha** behandelten **nicht trächtigen** Tiere in **Gruppe C** zusammengefasst. Dementsprechend setzte sich **Gruppe B** aus den mit **CIDR®** behandelten **trächtigen** - und **Gruppe D** aus den mit **CIDR®** behandelten **nicht trächtigen** Tieren zusammen.

3.10 Statistische Auswertung

Die Datenauswertung erfolgte mit Hilfe der Programmpaketes *Microsoft Excel 2003®* (Fa. *Microsoft Inc.*, USA) und *SAS©* (*Statistical Analysis System,* Fa. *SAS Institute Inc. 2003,* USA). Für die Auswertung wurden ein- bis mehrfaktorielle Varianzanalysen für unabhängige und gekoppelte Stichproben angewendet, diese erfolgten mit der Prozedur *„GLM*" des Statistik-Programmpaketes SAS©. Die gleiche Prozedur wurde auch verwendet, um Tests zum multiplen Vergleich von Mittelwerten durchzuführen, die Residuen für den Test auf Normalverteilung zu berechnen und Kovarianzanalysen durchzuführen. Mit der Prozedur *„CORR“* wurde eine einfache deskriptive Statistik durchgeführt (Mittelwertbildung, Standardabweichung, Minimum, Maximum) und Korrelationskoeffizienten nach Pearson errechnet. Mittels der Prozedur *„FREQ“* wurden Häufigkeitsanalysen qualitativer Daten, sowie „Chi-Quadrat-Homogenitätstest“ und der *„Exakte Test“* nach Fischer durchgeführt. Als *„Post-hoc“* Test wurde der t-Test verwendet zu einem Signifikanzlevel von $p \leq 0{,}05$. Die im Text als „tendenziell unterschiedlich“ bezeichneten Werte weisen einen Unterschied von $p \leq 0{,}10$ zueinander auf.

4. Ergebnisse

4.1 Ergebnisse der mit PRID® alpha Spirale behandelten Tiere

4.1.1 Synchronisationsergebnisse

In *Tabelle 13* sind die Synchronisationsergebnisse der mit PRID® alpha behandelten Tiere dargestellt. Von den 43 untersuchten Tieren verloren lediglich drei (entspricht 7% der Versuchstiere) die Spirale. Sechs Tage nach dem Einsetzen des Präparates wurde den 40 verbliebenen Färsen 2 ml Prostaglandin i.m. verabreicht und am nächsten Tag („Tag 7") die Spirale entfernt. Ab dem darauffolgenden Tag (*Tag 8*) wurde mit der Brunstbeobachtung begonnen *(siehe Tabelle 8).*

Tabelle 13: Verlauf der Brunstsynchronisation und Synchronisationserfolg bei den mit PRID® Spirale behandelten Versuchstieren sowie Ergebnisse der Brunstbeobachtung zwei Tage nach dem Entfernen der Spirale

	Tiere (Stück)	*Prozent (%)*
Einsetzen der Spirale *PRID® alpha*	*43*	*100*
Spirale verloren	*3/43*	*7*
Entfernen der Spirale und Prostaglandin Applikation	*40/43*	*93*
Keine Brunst	*2/43*	*5*
Brunst (Synchronisationserfolg)	*38/40*	*95*
Deutliche Brunst	*27/38*	*71*
Undeutliche Brunst	*11/38*	*29*

Nach zwei Tagen waren 38 der 40 verbliebenen Versuchstiere (95 %) brünstig. Diese Tiere wurden anhand der in *Tabelle 9 (siehe 3.4 Brunstbeobachtung)* aufgeführten drei Kriterien kategorisiert. Zwei Tage nach dem Entfernen der Spirale („Tag 9") wurde bei 27 Versuchstieren eine deutliche Brunst (71%), bei 11 Tieren eine undeutliche Brunst (29%) und nur bei zwei Empfängertieren keine Brunst (5%) registriert.

Somit konnte bei den mit *PRID®-Spirale* behandelten Tieren ein Synchronisationserfolg von 95% erzielt werden.

4.1.2 Befunde der palpatorischen und hormonanalytischen Untersuchungen bis zum Tag der Embryonenübertragung

Drei Tage vor- sowie am Tag der Präparatapplikation selbst wurden zur Beurteilung des Zyklusstandes und des Ovarienzustandes eine rektale Palpation durchgeführt. Im Zuge dieser rektal-palpatorischen Ovarienuntersuchung wurde am Tag des Entfernens und an den folgenden drei Tagen („*Tag 8,9,10*“) hinsichtlich der subjektiv ermittelten Follikelgrößen keine signifikanten Unterschiede zwischen PRID-trächtigen (Gruppe A) und PRID-nicht trächtigen (Gruppe C) festgestellt (*siehe Tabelle 14*).

Tabelle 14: Ermittelte Follikelgröße der Versuchstiere der Gruppen A und C
n) Anzahl der Tiere, SD) Standarabweichung Min) Minimum, Max) Maximum

		n	Mittelwert (cm)	± SD (cm)	Min (cm)	Max (cm)
Tag 7	Gruppe A	16	0,54	0,27	0	1
	Gruppe C	24	0,56	0,24	0	0,9
Tag 8	Gruppe A	16	0,67	0,16	0,4	0,9
	Gruppe C	24	0,68	0,27	0	1
Tag 9	Gruppe A	16	0,78	0,17	0,4	1
	Gruppe C	24	0,77	0,35	0	1,2
Tag 10	Gruppe A	16	0,34	0,42	0	0,9
	Gruppe C	24	0,31	0,41	0	1

Abbildung 12 zeigt die Verteilung der palpatorisch ermittelten Follikelgrößen sowie die Konzentration an E1- und E2-Konjugaten im Blutplasma bei trächtigen und nichtträchtigen Tieren im Vergleich. Die Standardabweichung der Follikelgröße ist am Tag 10 relativ höher als zu den anderen Versuchszeitpunkten.

Am „Tag 9" befand sich ein großer Anteil der Empfängertiere im Stadium der Brunst. An diesem Tag wurden bei den Tieren der Gruppe *A bei* 50% der Rezipienten (8/16) mittelgroße und bei 50% (8/16) große Follikel getastet. Bei den Tieren der *Gruppe C* wurden an Tag 9 bei 8% (2/24) der Tiere kein Follikel und bei 4% (1/24) sehr kleine Follikel ertastet. Vier Prozent der Empfängertiere hatten zu diesem Zeitpunkt bereits ovuliert. Daneben wurden bei 33% (8/24) der Tiere mittelgroße sowie bei 54% (13/24) große Follikel festgestellt.

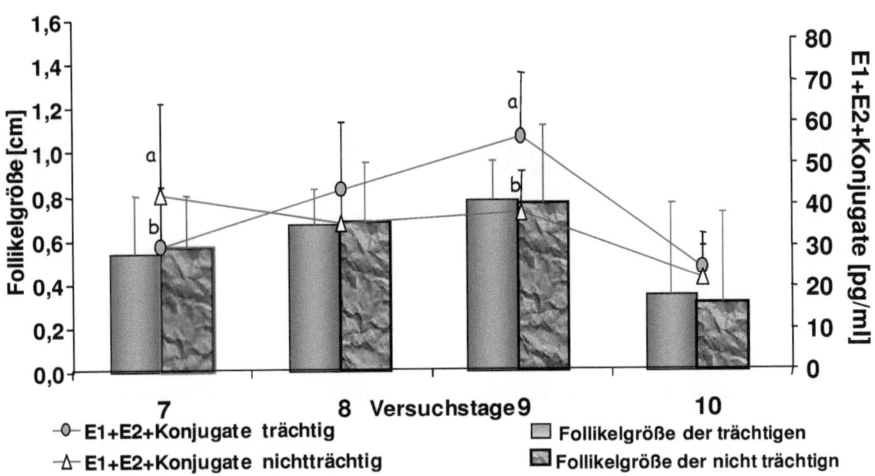

Abbildung 12: Follikelgrößen (Mittelwert±SD) sowie Verlauf der mittleren Konzentration von E1+E2+Konjugaten an den Versuchstagen 7, 8, 9, 10 bei den mit PRID® alpha behandelten trächtigen und nicht trächtigen Versuchstieren (Gruppe A und C) a:b ($p \leq 0{,}05$).

Abbildung 13 zeigt den Verlauf der mittleren Konzentrationen an E1+E2+Konjugaten bei *Gruppe A* und *C*. An „Tag 7" wurden pro Tier zwei Blutproben auf E1+E2+Konjugate hin untersucht, wovon eine kurz vor dem Entfernen der Spirale (*Tag 7-1*) und die andere drei

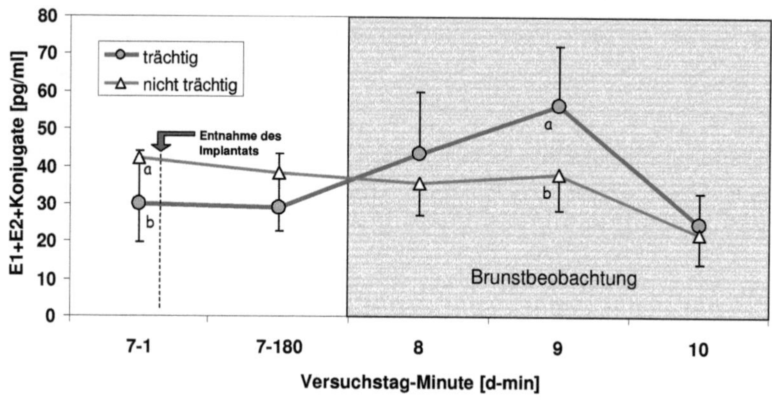

Abbildung 13: Mittlere E1+E2+Konjugate Konzentrationen im Blutplasma bei der mit PRID® alpha Spirale behandelten trächtigen und nicht trächtigen Tieren im Vergleich a:b (p≤0,05)

Stunden nach dem Entfernen der Spirale (*Tag 7-180*) entnommen wurde.

Bei der Probe *7-1* wurde ein signifikanter Unterschied der Werte zwischen trächtigen und nichtträchtigen Tieren nachgewiesen (a:b, p≤0,05). Die maximale Hormonausschüttung wurde in *Gruppe A* mit durchschnittlich 56,4 pg/ml an *„Tag 9"* erreicht, während bei *Gruppe C* die höchsten Werte an Gesamtöstrogen (38,3 pg/ml) vor dem Entfernen des Implantats gemessen wurden. An *Tag 9* wiesen die mittleren Konzentrationen beider gegenübergestellter Gruppen ebenfalls einen signifikanten Unterschied zueinander auf.

Alle entnommenen Blutproben wurden des Weiteren auf Progesteron hin untersucht.

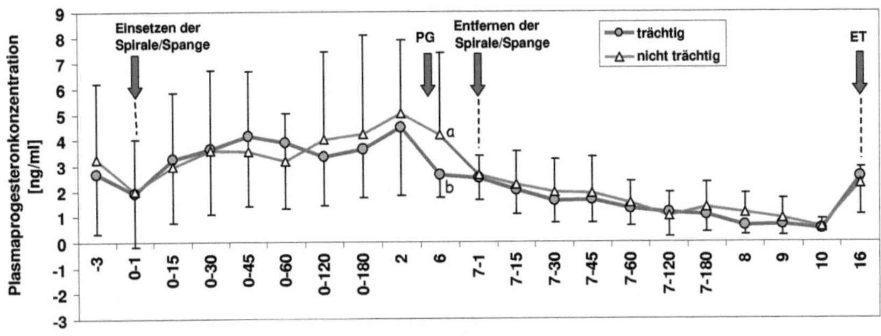

Abbildung 14: Plasmaprogesteronkonzentrationen bei Gruppe A und C bis zum Tag des Embryotransfers a:b (p≤0,10≥0,05).

In *Abbildung 14* wird deutlich, dass die P4-Konzentrationenverläufe der beiden Gruppen hinsichtlich ihres prinzipiellen Verlaufs eine hohe Ähnlichkeit zueinander aufweisen und sich die Konzentrationen überwiegend zwischen 1 und 4 ng/ml bewegen. Ein tendenzieller Unterschied im Konzentrationsverlauf beider Kurven wurde lediglich an Tag 6 festgestellt (Tiere Gruppe A Mittelwert=2,60 ng/ml, Tiere Gruppe C Mittelwert=4,20 ng/ml). Am „Tag 0", ist kurz nach dem Einsetzen des Implantats eine rasche Erhöhung der P_4-Konzentrationen zu erkennen. Bis zum Tag des Entfernens (*Tag 7*) sind die Konzentrationsschwankungen relativ größer als danach.

4.1.3 Einfluss der Gelbkörperqualität zum Zeitpunkt des ET auf das Trächtigkeitsergebnis

An „Tag 9" erwiesen sich 38 der 40 verbliebenen mit *PRID® alpha* behandelte Tiere (95%) als brünstig. Am Tag des Embryotransfers erwiesen sich gemäß der rektalen Gelbkörperkontrolle 34 der Tiere als ET-tauglich (89,5% der brünstigen Tiere). In *Tabelle 15* ist der absolute und relative Verlauf der verblieben mit *PRID® alpha* behandelten Versuchstiere ab Entfernen des Implantats bis zur Tauglichkeitskontrolle dargestellt.

Tabelle 15: **Ermittlung der Tauglichkeit als Empfänger**

PRID® alpha	Tiere	%
Ziehen der Spirale/ Spange+ PG	40	100
Brunst	38	95/100
ET-Tauglich	34	89,5

Bei zwei der 40 mit *PRID® alpha* behandelten Tieren (n=40) wurde eine Zyste am Eierstock diagnostiziert, bei einem Versuchstier konnte kein Funktionskörper nachgewiesen werden und bei drei Tieren wurden nur sehr kleine Gelbkörper ertastet, so dass sechs Versuchstiere (15 % der untersuchten Tiere) aufgrund von Ovarfunktionsstörungen bzw. einer zu geringen Größe der Gelbkörper mit *0 Punkten* bewertet und im Anschluss nicht weiter untersucht wurden. Ein Tier (2,5%) erhielt *1,5 Punkte*, 11 Tiere (27,5%) *2 Punkte*, 13 Tiere (32,5%) *2,5 Punkte* und 9 Tiere (22,5%) *3 Punkte*. In *Abbildung 15* ist die Anzahl und Lage der gebildeten Gelbkörper und deren jeweilige Bewertungspunkte am Tag des Embryotransfers der Gruppen A und C dargestellt. Von allen trächtigen Tieren (n=16) erhielten 43,8% *2 Punkte*, 31,3% *2,5 Punkte* und 25% *3 Punkte*. Von allen nichtträchtigen Tieren (n=24) erhielten 16,7 % *2 Punkte*, 33,3 % *2,5 Punkte* und 20,8% *3 Punkte*. Beide Gruppen wiesen hinsichtlich der Anzahl der gebildeten Gelbkörper keine signifikanten Unterschiede zueinander auf (p>0,10).

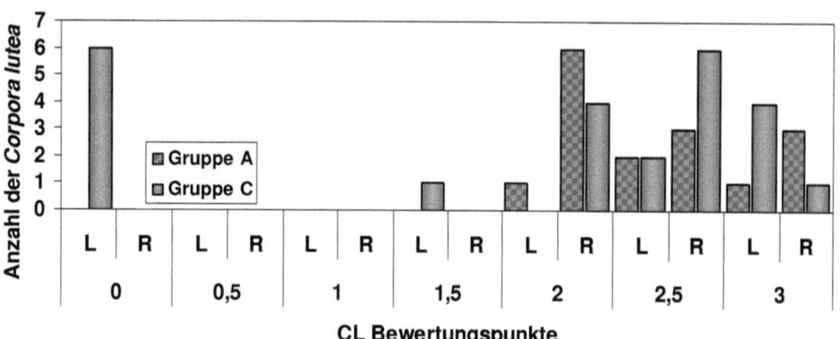

Abbildung 15: **Anzahl der *Corpora lutea* an Versuchstag 16 (Tag des Embryotransfers) mit Bewertungspunkten und Lokalisation (Links/Rechts), Gruppe A (trächtige Tiere), Gruppe C (nicht trächige Tiere)**

4.1.4 Einfluss des Zyklusstandes beim Einsetzen der Spirale auf das Trächtigkeitsergebnis

Bei allen Versuchstieren wurde drei Tage vor und am Tag des Einsetzens des Implantats der Zyklusstand bestimmt. *Abbildung 16* zeigt die Sexualzyklusphasen bei den trächtigen (Gruppe A) und nichtträchtigen (Gruppe C) Versuchstieren am Tag des Einsetzen der Vaginalspirale (PRID® alpha). Bei einem Tier der *Gruppe C* wurden die Eierstöcke ohne Funktion diagnostiziert (3% aller Tiere). Am Tag des Einsetzens der Spirale befand sich kein Tier am Ende des Interöstrus (Zyklustage 16-18). Die Präöstrus-Phase beschreibt den 19. und 20. Tag des Zyklus. In diesem Zyklusstand befand sich zum Zeitpunkt des Einsetzens des Präparates ein Tier der Gruppe A (3%) und fünf Tiere der Gruppe C (13%).

In der Phase Östrus (21.Tag des Zyklus) befand sich kein Versuchstier. Die Zyklustage 1-4 entsprechen der Postöstrus-Phase (Tag der Ovulation gilt als erster Tag des Zyklus). In dieser Phase befanden sich fünf Tiere von Gruppe C (13%) und eines von Gruppe A (3%). Die Hauptphase des Interöstrus beinhaltet die Zyklustage fünf bis 15. Die meisten Tiere beider Gruppen befanden sich in diesem Stadium: In Gruppe A wurden 8 Tiere (20 % aller Tiere) und Gruppe C 13 Tiere (33%) gezählt. Die durchgeführten Versuche deuten darauf hin, dass der jeweilige Zyklusstand, in dem sich das Versuchstier zum Zeitpunkt des Einsetzens der Spirale befindet, in keinem Zusammenhang zum Trächtigkeitsergebnis zu bringen ist.

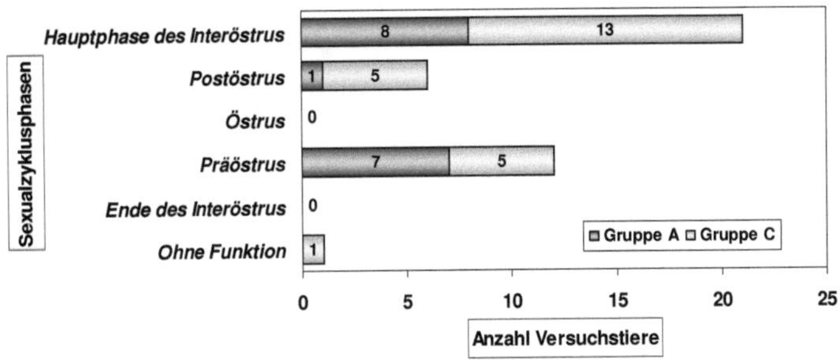

Abbildung 16: Zyklusstand der Versuchstiere aus Gruppe A (tragend) und C (nichttragend) am Tag des Einsetzens der Spirale

4.2 Ergebnisse der mit CIDR ®Vaginalspange behandelten Tiere

4.2.1 Synchronisationsergebnisse

Fünfundzwanzig aller Versuchstiere (n=68) erhielten unabhängig vom Zyklusstand für sieben Tage eine *CIDR®* Vaginalspange.

Tabelle 16: Verlauf der Brunstsynchronisation und Synchronisationserfolg bei den mit CIDR® Vaginalspange behandelten Versuchstieren sowie Ergebnisse der Brunstbeobachtung zwei Tage nach dem Entfernen des Präparats

	Tiere (Stück)	*Prozent (%)*
***Einsetzen der Spange** CIDR®*	*25*	*100*
Spange verloren	*1/25*	*4*
Entfernen der Spange bzw. Prostaglandin Applikation	*24/25*	*96*
Keine Brunst	*0*	*0*
Brunst (Synchronisationserfolg)	*24/24*	*100*
Deutliche Brunst	*17/24*	*71*
Undeutliche Brunst	*7/24*	*29*

Von 25 untersuchten Versuchstieren verlor nur eines die Spange (4%). Dieses Tier wurde im Anschluss nicht weiter untersucht. Sechs Tage nach dem Einsetzen des Präparates wurde den verbliebenen 24 Tieren (96%) 2 ml Prostaglandin verabreicht und am folgenden Tag (*Tag 7*) die Spangen entfernt. Zwei Tage später („Tag 9") waren alle Empfänger brünstig (Synchronisationserfolg=100%, *siehe Tabelle 16*).

Die brünstigen Tiere wurden in drei Kategorien eingeteilt. Siebzehn von insgesamt 24 Empfängern (71%) zeigten dabei deutliche Brunstsymptome. Bei den verbliebenen 7 Tieren wurden undeutliche Brunstsymptome festgestellt (*siehe Tabelle 16*).

4.2.2 Befunde der palpatorischen und hormonanalytischen Untersuchungen bis zum Tag der Embryonenübertragung

Im Zuge der rektal-palpatorischen Untersuchung der Tiere am Tag des Entfernen des Implantats („*Tag 7*") und einen Tag danach („*Tage 8*") wurde zwischen der subjektiv ermittelten Follikelgröße der CIDR-trächtigen (*Gruppe B*) und CIDR-nichtträchtigen (*Gruppe D*) keine signifikanten Unterschiede festgestellt (*siehe Tabelle 17*). An „Tag 9" wurde ein signifikanter und am „Tag 10" ein tendenzieller Unterschied festgestellt.

Tabelle 17: **Ermittelte Follikelgröße der Versuchstiere der Gruppen B und D**
N) Anzahl der Tiere, SD) Standarabweichung
Min) Minimum, Max) Maximum, a:b (p<0,05), c:d (p>0,05<0,10)

		N	Mittelwert (cm)	±SD (cm)	Min(cm)	Max (cm)
Tag 7	Gruppe B	14	0,45	0,27	0	1
	Gruppe D	10	0,73	0,23	0,4	1
Tag 8	Gruppe B	14	0,72	0,21	0,3	1
	Gruppe D	10	0,83	0,21	0,5	1
Tag 9	Gruppe B	14	0,83[a]	0,17	0,5	1
	Gruppe D	10	1,04[b]	0,32	0,5	1,5
Tag 10	Gruppe B	14	0,33[c]	0,43	0	1
	Gruppe D	10	0,44[d]	0,67	0	2

Abbildung 17 zeigt die Verteilung der palpatorisch ermittelten Follikelgrößen sowie den Konzentrationsverlauf an E1+E2+Konjugaten im Blutplasma bei den trächtigen und nichtträchtigen Tiere im Vergleich zueinander. Die Standardabweichung der Follikelgröße am *„Tag 10"* ist relativ größer als an den anderen Versuchszeitpunkten. Die meisten Tiere an *„Tag 10"* ovulierten (in Gruppe B 64,3% und in Gruppe D 60 % der Tiere). Am „Tag 9" befand sich der Großteil der Empfänger im Stadium der Brunst. An diesem Tag wurden innerhalb der Gruppe B bei 43% der Empfängertiere mittelgroße und 57% große Follikel getastet.

In Gruppe D wurden bei 20% der Empfängertiere mittelgroße und bei den übrigen 80% große Follikel ertastet.

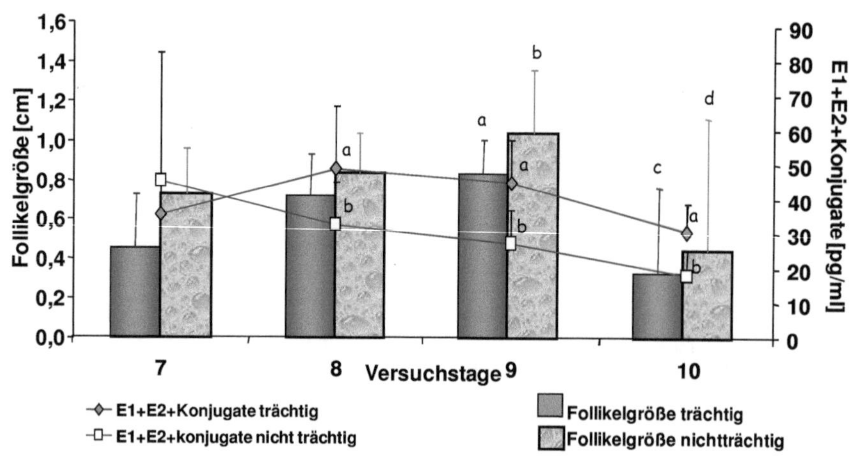

Abbildung 17: Mittlere Follikelgrößen mit Standardabweichungen im Vergleich zum mittleren Konzentrationsverlauf der E1+E2+Konjugate an den Versuchstagen 7 - 10 bei den mit CIDR® behandelten trächtigen und nichtträchtigen Versuchstieren a:b (p≤0,05), c:d (p≤0,10≥0,05)

Während der Versuchtage 7 bis 10 wurde ebenfalls die Konzentration an E1+E2+Konjugaten im Blutplasma bestimmt. *Abbildung 18* zeigt den durchschnittlichen Verlauf der Gesamtöstrogenkonzentrationen der Gruppen B und D.

Die maximale Hormonausschüttung von 48,7 pg/ml erfolgte bei Gruppe B (CIDR®, trächtig) an Tag 8, während der höchste mittlere Konzentrationswert innerhalb der Gruppe D (CIDR®, nicht trächtig) am Tag 7 und damit noch vor dem Entfernen des Implantats gemessen wurde. Dieser Wert lag im Mittel bei 42,8 pg/ml und damit leicht unter dem Maximalwert der Tiere der trächtigen Gruppe.

Deutlich erkennbar ist auch ein kontinuierlicher Rückgang der Konzentration im untersuchten Zeitraum bei den Tieren der Gruppe D. An den Tagen 8, 9 und 10 wiesen die Konzentrationswerte der Tiere beider Gruppen signifikante Unterschiede zueinander auf (p<0,05, *siehe Abbildung 18)*

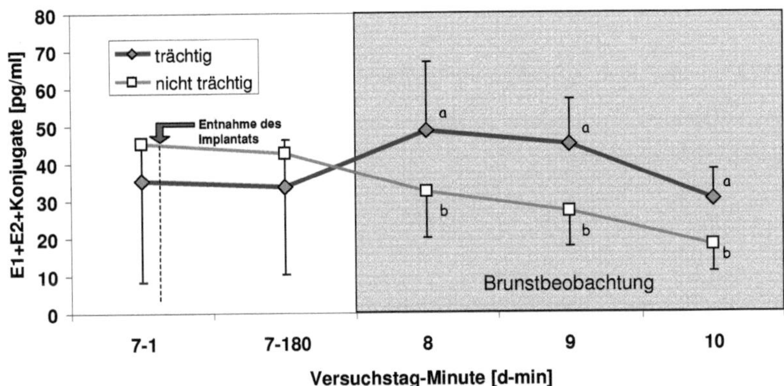

Abbildung 18: Vergleich der E1+E2+Konjugat-Konzentrationen im Blutplasma der mit CIDR® Spangen behandelten trächtigen und nicht trächtigen Tiere a:b ($p \leq 0,05$)

Wie aus *Abbildung 19* ersichtlich weisen die P_4-Konzentrationenverläufe ebenfalls eine hohe Ähnlichkeit zueinander hinsichtlich ihres prinzipiellen zeitlichen Verlaufs auf. Wobei die mittlere Konzentration bei den trächtigen Tieren meist leicht über der Konzentration der nicht trächtigen Tiere liegt. Die Standardabweichung ist an Tag 2 nach dem Einsetzen des Präparates bei den trächtigen Tieren deutlich höher als bei den Nichtträchtigen.

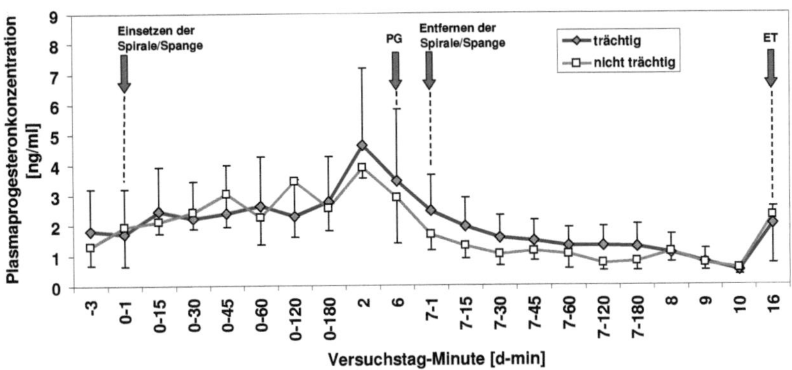

Abbildung 19: Verlauf der Plasmaprogesteronkonzentrationen bei Gruppe B und D bis zum Tag des Embryotransfers

4.2.3 Einfluss der Gelbkörperqualität zum Zeitpunkt des ET auf das Trächtigkeitsergebnis

Alle mit CIDR® behandelte Tiere wiesen zwei Tage nach dem Entfernen des Implantats Brunstsymptome auf (n=24). Im Zuge der rektalen Gelbkörperkontrolle erwiesen sich am Tag des Embryotransfers 22 der 24 Versuchtiere als ET-tauglich (92%, *siehe Tabelle 9, Tabelle 10).*

In *Tabelle 18* ist der der absolute und relative Verlauf der verblieben mit *CIDR®* behandelten Versuchstiere ab dem Zeitpunkt des Entfernen des Implantats bis zur Tauglichkeitskontrolle dargestellt.

Tabelle 18: **Tauglichkeit der mit CIDR® behandelten Tiere als Empfänger**

CIDR®	Tiere	%
Ziehen der Spirale/ Spange+ PG	**24**	**100**
Brunst	**24**	**100**
ET-Tauglich	**22**	**92**

Am „Tag 16" (Tag des Embryotransfers) wurden alle Empfänger gemäß dem gebräuchlichen Punkte-Schema von 0 (nicht vorhanden) bis 3 (deutlicher Gelbkörper in Blüte) kategorisiert (*siehe Tabelle 10).* Von den 24 mit CIDR® behandelten Tieren wurden bei zwei Tieren (entspricht 8 % aller Versuchstiere) Zysten an den Eierstöcken diagnostiziert, diese wurden mit *0 Punkten* bewertet und im Anschluss nicht weiter untersucht. Ein Tier (4%) erhielt *1,5 Punkte*, 8 Tiere (34%) *2 Punkte*, 5 Tiere (21%) *2,5 Punkte* und 8 Tiere (33%) *3 Punkte.*

In *Abbildung 20* ist die Anzahl und Lage der gebildeten Gelbkörper und deren jeweiligen Bewertungspunkte am Tag des Embryotransfers der Gruppen B und D dargestellt. Von allen trächtigen Tieren (n=14) erhielten 7% *1,5 Punkte*, 36% *2 Punkte,* 14% erhielten 2,*5 Punkte* und 43% erhielten *3 Punkte.* Von allen nichtträchtigen Tieren (n=10) erhielten 30% *2 Punkte*, 30% *2,5 Punkte* und 20% *3 Punkte.* Die verbliebenen 20 % der Tiere wurde mit 0 Punkten bewertet. Beide Gruppen wiesen hinsichtlich der Anzahl der gebildeten Gelbkörper keine signifikanten Unterschiede zueinander auf ($p>0,10$).

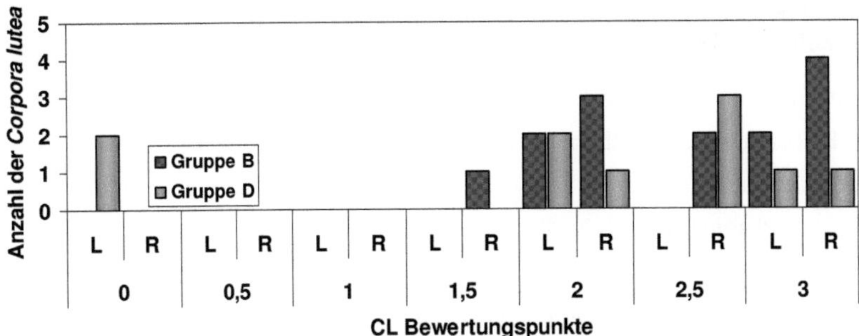

Abbildung 20: **Anzahl der bei den mit CIDR® behandelten Tieren ertasteten Corpora lutea am Versuchstag 16 (am Tag des Embryotransfers) mit den jeweiligen Bewertungspunkten und ihrer Lokalisation (links/rechts)**

4.2.4 Einfluss des Zyklusstandes beim Einsetzen der Spange auf das Trächtigkeitsergebnis

Abbildung 21 zeigt den bestimmten Zyklusstandes sowohl der Tiere der trächtigen (Gruppe B) als auch der nichtträchtigen Versuchstiere (Gruppe D) zum Zeitpunkt des Einsetzens der Vaginalspange (CIDR®). Bei einem Tier in *Gruppe B* wurden die Eierstöcke ohne Funktion diagnostiziert (4% aller Tiere). Zwei Tiere von *Gruppe B* (8%) befanden sich in der Endphase des Interöstrus. Im Präöstrus-Stadium befanden sich ein Tier der Gruppe B (4%) und 3 Tiere der *Gruppe D* (13%). Kein Versuchtier befand sich hingegen in der Phase Östrus. Je ein Versuchstier (je 4%) aus Gruppe B und D befand sich in der Postöstrus-Phase. Die meisten Tiere beider Gruppen befanden sich in der Hauptphase des Interöstrus [(*Gruppe B:* 9 Tiere, (38 %) und *Gruppe D:* 6 Tiere (25%)]. Es konnte kein Zusammenhang zwischen Zyklusstand und Trächtigkeitsergebnis festgestellt werden.

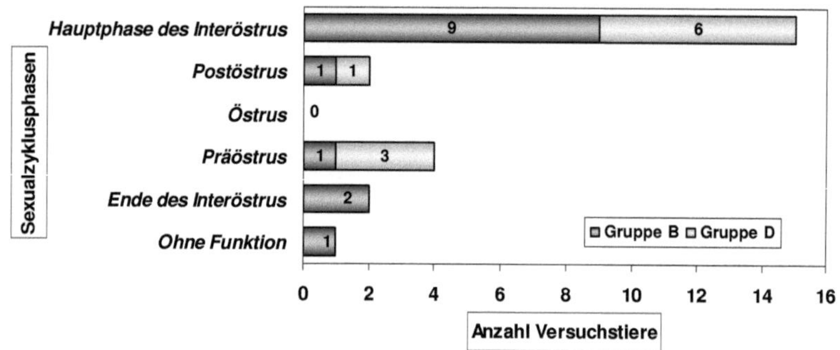

Abbildung 21: Zyklusstand der Versuchstiere der Tiere der Gruppen B (tragend) und D (nichttragend) am Tag des Einsetzens der Spange

4.3 PRID und CIDR im Vergleich

4.3.1 Befunde der palpatorischen Untersuchungen bis zum Tag der Embryoübertragung bei mit PRID® alpha und CIDR® behandelten Tieren unabhängig vom Trächtigkeitsstatus

Abbildung 22 zeigt die Verteilung der palpatorisch ermittelten durchschnittlichen Follikelgrößen ± Standardabweichungen aller mit PRID und CIDR behandelten Tieren unabhängig vom Trächtigkeitsstatus an den Versuchstagen 8-10. Am Tag 8 ist die durchschnittliche Follikelgröße der mit CIDR behandelten Tieren (0,76±0,21 cm) tendenziell größer als bei mit PRID behandelten (0,68±0,23 cm). Am Tag 9 und 10 wiesen die durchschnittlichen Follikelgrößen der mit CIDR behandelten Tiere signifikant höhere Werte auf. Am Tag 9 betrug die durchschnittliche Follikelgröße der mit CIDR behandelten Tieren 0,92±0,25 cm und der mit PRID behandelten 0,77±0,29 cm, während diese am Tag 10 bei den mit CIDR behandelten Tieren durchschnittlich 0,38±0,53 cm und bei den mit PRID behandelten Tieren 0,32±0,41 cm betrug.

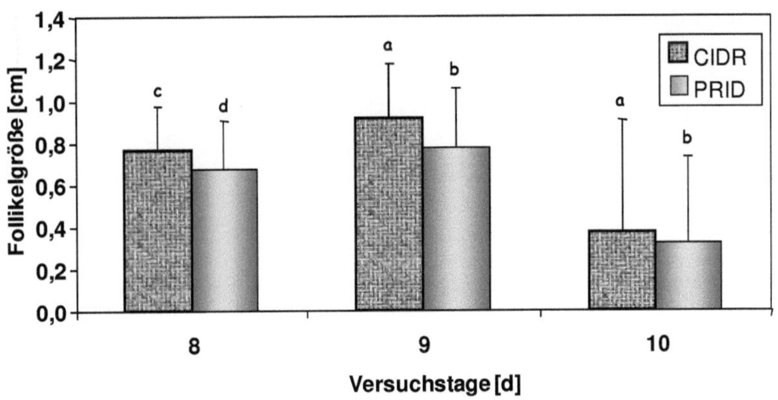

Abbildung 22: Palpatorisch ermittelte durchschnittliche Follikelgröße der mit PRID und CIDR behandelten Tieren unabhängig vom Trächtigkeitsstatus an den Versuchstagen 8 – 10 a:b (p≤0,05), c:d (p≤0,10≥0,05)

4.3.2 Befunde der palpatorischen Untersuchungen bis zum Tag der Embryoübertragung bei mit PRID® alpha und CIDR® behandelten Tieren abhängig vom Trächtigkeitsstatus

Abbildung 23 zeigt die Verteilung der palpatorisch ermittelten mittleren Follikelgrößen aller Gruppen im Vergleich. Zwischen der mittleren Follikelgröße der Tiere der beiden *PRID®-Gruppen* (*A-trächtig, C-nichtträchtig*) wurden keine großen Unterschiede festgestellt. Dagegen wurden zwischen den Tieren der beiden *CIDR®-Gruppen* (*B-*

trächtig, D-nichtträchtig) starke Unterschiede hinsichtlich der mittleren Follikelgrößen dokumentiert. Die Follikelgröße der Tiere der *Gruppe D* wies mit Abstand die höchsten Werte auf. An „Tag 9" wurden durchschnittlich 1,04±0,32 cm, die signifikant größer als die durchschnittliche Follikelgröße der Tiere der *Gruppe B* (0,83±0,17 cm) und *Gruppe C* (0,77±0,35 cm) waren festgestellt. (*siehe Anhang: Tabelle 21*). Am „Tag 10" wies die durchschnittliche Follikelgröße bei den Tieren der *Gruppe D* (0,44±0,67 cm) einen tendenziell höheren Wert im Vergleich zu den Tieren der *Gruppe B* (0,33±0,43 cm) und einen signifikant höheren Wert im Vergleich zu den Tieren in *Gruppe C* (0,31±0,41 cm) auf.

Die Follikelgröße der Tiere der „trächtigen" Gruppen (*Gruppe A und B*) wiesen an allen drei Versuchstagen keine wesentlichen Unterschiede zueinander auf.

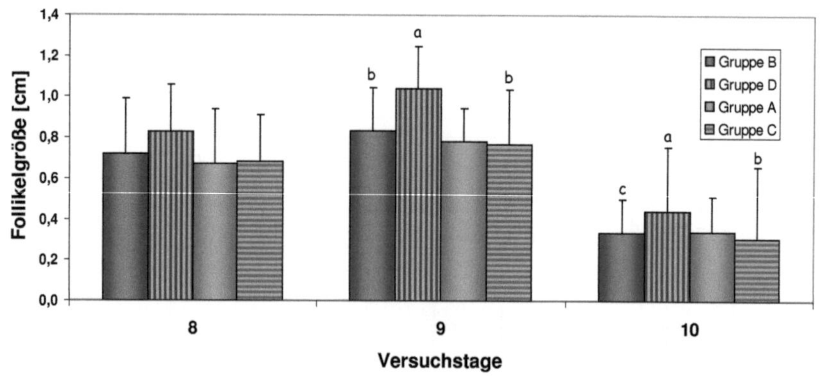

Abbildung 23: Palpatorisch ermittelte durchschnittliche Follikelgröße aller Gruppen (A, B, C, D) an den Versuchstagen 8 – 10 [a:b (p≤0,05), a:c (p≤0,10≥0,05)]

4.3.3 Befunde der hormonanalytischen Untersuchungen bis zum Tag der Embryoübertragung bei mit PRID® alpha und CIDR® behandelten Tieren unabhängig vom Trächtigkeitsstatus

Abbildung 24 zeigt den Verlauf der durchschnittlichen Plasmaprogesteronkonzentration der mit PRID- und CIDR-Präparaten behandelten Versuchstiere. Drei Tage vor Beginn der Behandlung wurde ein tendenzieller Unterschied zwischen den Progesteronverläufen der beiden Behandlungsgruppen festgestellt. Im Allgemeinen ähnelten sich die Konzentrationsverläufe jedoch hinsichtlich ihrer Tendenz stark, wobei nach dem Einsetzen der Präparate dennoch ein wesentlicher Unterschied im Verlauf beider Kurven zu erkennen ist. Bei den mit PRID behandelten Tieren wurde ein schneller Anstieg der Konzentration direkt nach dem Einsetzen des Präparates festgestellt. Daher wiesen die mittleren Progesteronwerte zwischen den Tieren beider Behandlungsgruppen 30 und 180 Minuten nach dem Einsetzen (Tag 0-30, Tag 0-180) tendenzielle Unterschiede zueinander auf (p≤0,10≥0,05). An „Tag 2" und an „Tag 6" lagen die Mittelwerte der Progesteronkonzentrationen beider Behandlungsgruppen relativ nah beieinander. An „Tag 7" wurden 15, 30 und 45 Minuten nach dem Entfernen (*Tag 7-15, Tag 7-30, Tag 7-45*) tendenzielle Unterschiede zwischen den mittleren Progesteronwerten beider Behandlungsgruppen festgestellt. Weitere signifikante Unterschiede wurden nur noch an „Tag 23" (7 Tage nach ET, „14. Trächtigkeitstag ") festgestellt (*siehe Anhang: Tabelle 28*).

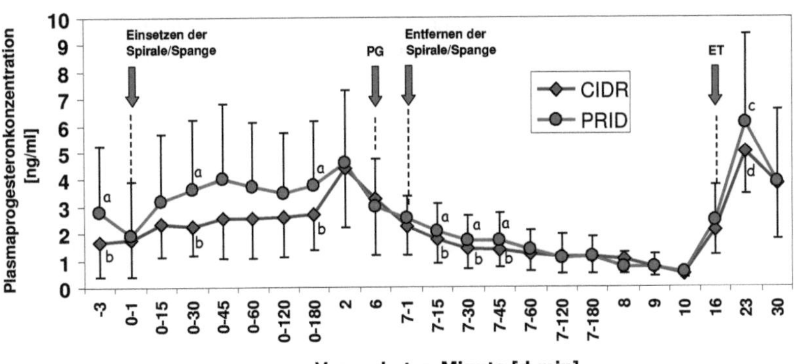

Abbildung 24: Verlauf der durchschnittlichen Plasmaprogesteronkonzentration der mit PRID und mit CIDR behandelten Versuchstiere während des Versuchszeitraums [a:b (p≤0,10≥0,05), c:d (p≤0,05)]

Abbildung 25 zeigt die durchschnittlichen E1+E2+Konjugat- Konzentrationswerte im Blut der Versuchstiere an den Tagen 7 - 10. Die Werte der Tiere beider Behandlungsgruppen unterschieden sich hierbei nur an „Tag 9“ signifikant voneinander. Bei den mit PRID behandelten Tieren wurde die maximale mittlere E1+E2+Konjugat-Konzentration von 52,0 pg/ml zwei Tage nach der Entnahme der Vaginalspirale (an „Tag 9“) gemessen. Dagegen wurde die mittlere Maximalkonzentration der mit CIDR behandelten Tiere schon einen Tag nach der Entnahme der Vaginalspangen (an „Tag 8“) festgestellt. Diese fiel mit 44,4 pg/ml auch leicht niedriger aus, als bei den mit PRID behandelten Tieren (*siehe Anhang: Tabelle 29*).

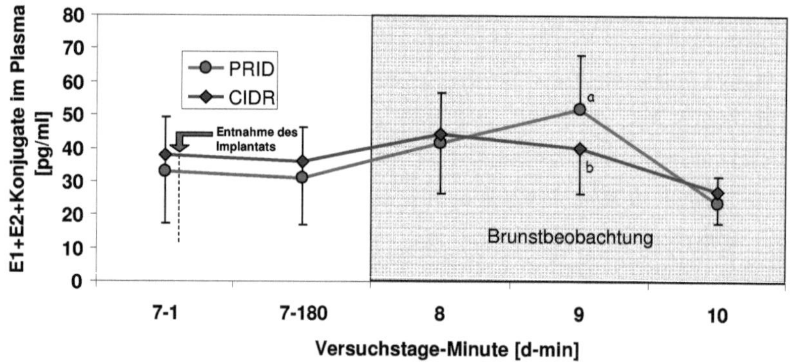

Abbildung 25: Zeitlicher Verlauf der durchschnittlichen Konzentrationen der E1+E2+Konjugate vor und nach dem Entfernen des Implantats bei den mit PRID und CIDR behandelten Versuchstieren a:b (p≤0,05)

4.3.4 Befunde der hormonanalytischen Untersuchungen bis zum Tag der Embryoübertragung bei mit PRID® alpha und CIDR® behandelten Tieren abhängig vom Trächtigkeitsstatus

Abbildung 26 zeigt den Gesamtverlauf der durchschnittlichen Plasmaprogesteronkonzentration der „trächtigen *Gruppen“ A* und *B*. Während beide Kurven von „Tag 7“ bis „Tag 16“ nahezu deckungsgleich verliefen, ist nach dem Einsetzen der Präparate ein wesentlicher Unterschied im Verlauf beider Kurven zu erkennen. In Gruppe A (*PRID-tragend*) wurde ein schneller Anstieg der Konzentration direkt nach dem Einsetzen des Präparates festgestellt. Daher wiesen die mittleren Progesteronwerte zwischen den Tieren der Gruppe A und B 30 und 45 Minuten nach dem Einsetzen (Tag 0-30, Tag 0-45) signifikante Unterschiede zueinander auf (p≤0,05). Jedoch verringerte sich der Unterschied schon eine Stunde nach dem Einsetzen wieder. An „Tag 2“ lagen die Mittelwerte der Progesteronkonzentrationen beider Gruppen dagegen relativ nah beieinander. An den übrigen Versuchstagen wurden keine weiteren signifikanten Unterschiede hinsichtlich der mittleren Progesteronkonzentration der Tiere beider Gruppen festgestellt (siehe *Anhang: Tabelle 22 und Tabelle 23*).

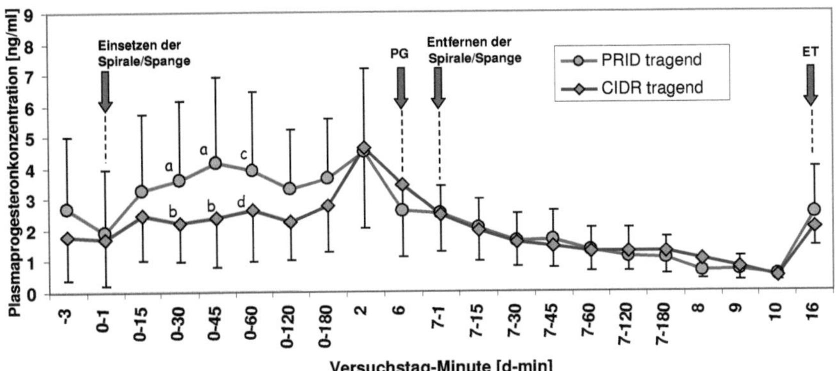

Abbildung 26: Verlauf der durchschnittlichen Plasmaprogesteronkonzentration der Gruppen A (PRID® tragend) und B (CIDR® tragend) während des Versuchszeitraums
a:b ($p \leq 0,05$), c:d ($p \leq 0,10 \geq 0,05$)

Abbildung 27 zeigt den Verlauf der durchschnittlichen Plasmaprogesteronkonzentrationen der Tiere der beiden „nichtträchtigen“ Gruppen (*Gruppe C* und *D*). Die beiden Konzentrationsverläufe ähnelten einander stark, wobei die mittlere Konzentration der mit CIDR behandelten Tiere während der gesamten Zeitspanne leicht unterhalb der gemessen Konzentration der mittels PRID Spange behandelten Tiere lag.

Die Standardabweichung in Gruppe C lag etwa doppelt so hoch wie in Gruppe D.

An „Tag 7“ wurden 15 und 30 Minuten nach dem Entfernen (*Tag 7-15, Tag 7-30*). tendenzielle Unterschiede zwischen den mittleren Progesteronwerten beider Gruppen festgestellt.

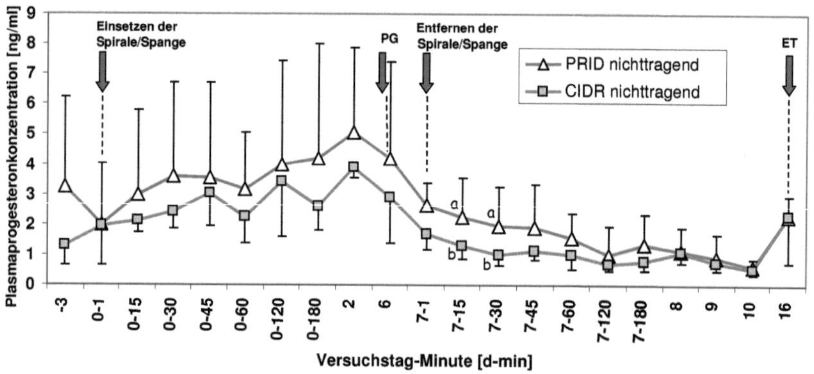

Abbildung 27: Verlauf der durchschnittlichen Plasmaprogesteronkonzentration der Gruppen C (PRID® nichttragend) und D (CIDR® nichttragend) während des Versuchszeitraums
a:b (p≤0,10≥0,05)

Abbildung 28 zeigt die durchschnittlich gemessenen E1+E2+Konjugat-Konzentrationswerte im Blut der Versuchstiere an den Tagen 7 - 10. Signifikante Unterschiede der Tiere beider Gruppen zueinander wurden hierbei nur an „Tag 9" sowie an „Tag 10" festgestellt. Während bei *Gruppe A* die Ausschüttung an Gesamtöstrogenen an „Tag 9" (zwei Tage nach der Entnahme des Implantats) bei einer mittleren Konzentration von 56,4 pg/ml ihr Maximum erreichte, wurde der höchste Wert von 48,7 pg/ml in Gruppe B einen Tag nach der Entnahme der Vaginalspange („*Tag 8*") gemessen (*siehe Anhang: Tabelle 24 und Tabelle 25*).

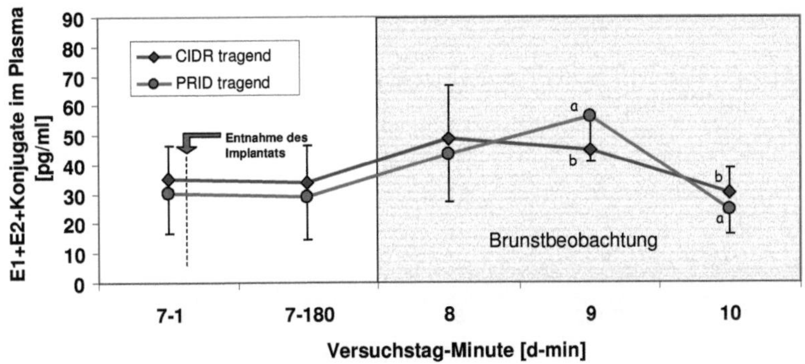

Abbildung 28: Zeitlicher Verlauf der durchschnittlichen Konzentration von E1+E2+Konjugate vor und nach dem Entfernen des Implantats in Gruppe A (PRID-tragend) und Gruppe B (CIDR-tragend) [a:b ($p \leq 0,05$)]

In *Abbildung 29* sind die Konzentrationsverläufe der E1+E2+Konjugate von beiden „nichtträchtigen" Gruppen (Gruppen C und D) gegenübergestellt. Die durchschnittlichen Konzentrationen bewegen sich zwischen 10 und 50 pg/ml. Bei den Tieren der *Gruppe C* (PRID nichttragend) ist an „Tag 9" ein leichter Anstieg der Konzentration gegenüber dem Vortag zu erkennen (von 35,4 auf 38 pg/ml) Ansonsten folgen die Konzentrationsverläufe beider Gruppen einem leicht abwärtsgerichteten Trend. Die Standardabweichung liegt an „Tag 7-1" und an „Tag 7-180" relativ höher im Vergleich zu den *Tagen 8 - 10* (*siehe Anhang: Tabelle 24 und Tabelle 25*).

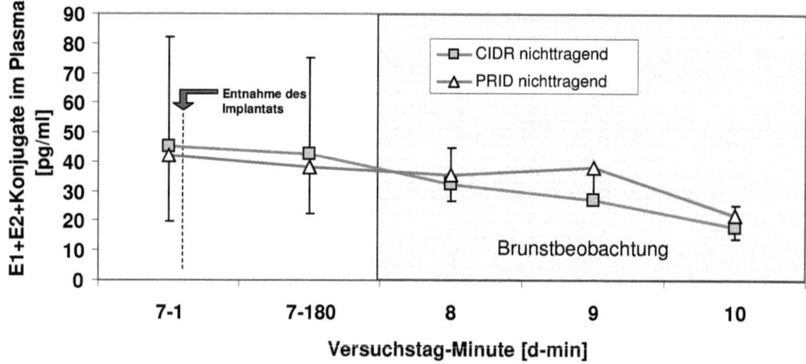

Abbildung 29: Zeitlicher Verlauf der durchschnittlichen Konzentration an E1+E2+Konjugaten vor und nach dem Entfernen des Implantats bei den Tieren der Gruppe C (PRID®-nichttragend) und Gruppe D (CIDR®-nichttragend)

4.3.5 Trächtigkeitsergebnisse im Vergleich

An „Tag 16“ lagen die durchschnittlichen Plasmaprogesteronwerte aller Tiere in den Gruppen relativ nah beieinander (siehe *Abbildung 30*). Vierzehn Tage nach der Embryonenübertragung wurde bei allen Tieren ein rascher Anstieg der Progesteronkonzentrationen festgestellt. Der höchste Durchschnittswert von 6,7 ng/ml wurde in Gruppe C (PRID®-nichttragend) gemessen. Dieser Wert unterschiedet sich tendenziell gegenüber dem entsprechenden Wert der Gruppe D (CIDR®-nichttragend), der am selben Tag aufgenommen wurde.

Bis zum Versuchstag 30 (21. Tag der Trächtigkeit) rinderten 36% (20/56) aller Empfänger nach, vierzehn der 34 mit PRID behandelten Tiere (41%) und 7 der 22 mit CIDR behandelten Tieren (32%). Innerhalb der PRID-Gruppe konnte bei 9 Versuchstieren kein CL palpiert werden und 5 Tiere waren brünstig. Innerhalb der CIDR-Gruppe war bei 5 Tieren kein CL palpierbar und 2 Versuchstiere kamen in Brunst. In *Abbildung 30* ist ein deutlicher Rückgang der Progesteronkonzentrationen bei den Tieren der "nichtträchtigen" Gruppen an Versuchstag 30 zu erkennen, während die Progesteronwerte der trächtigen Tiere an diesem Tag nur leicht rückläufig waren und auch in den folgenden Tagen relativ konstant im Bereich von 4,5 bis 6 ng/ml verblieben (*siehe Anhang: Tabelle 26 und Tabelle 27*).

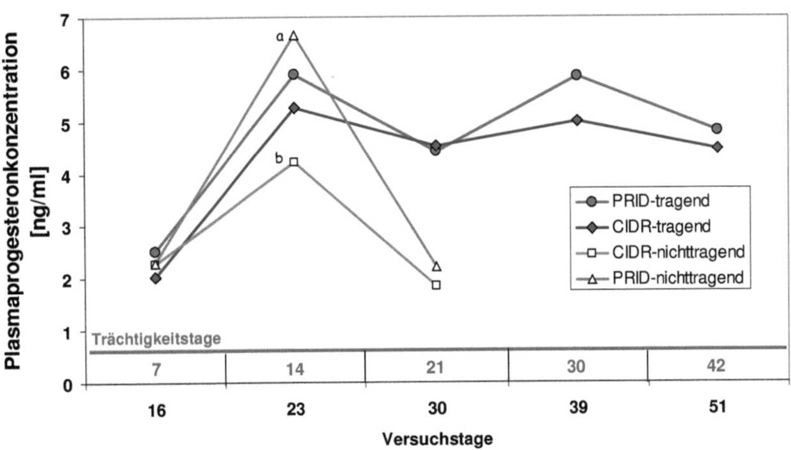

Abbildung 30: Plasmaprogesteronverläufe bei allen Gruppen nach Embryotransfer a:b (p≤0,10≥0,05)

In *Tabelle 19* werden die mittleren Plasmaprogesteronkonzentrationen und die am Tag des Transfers palpatorisch ermittelten Gelbkörperbewertungen vergleichend gegenübergestellt. Die Plasmaprogesteronkonzentrationen liegen unabhängig vom Palpationsbefund relativ nah beieinander. Einzig zwischen den Tieren, deren Gelbkörper mit 2 bzw. 3 Punkten bewertet wurden, konnten tendenziell unterschiedliche Progesteronwerte festgestellt werden (2,44 und 1,92 ng/ml). Die Standardabweichungen der Progesteronwerte wies bei den mit 2 und 2,5 Punkten bewerteten Tieren ca. zwei Mal höhere Werte auf als bei den Tieren, die mit 1,5 und 3 Punkten bewertet wurden.

Tabelle 19: **Zusammenhang zwischen der palpatorisch ermittelten Gelbkörperauswertung und den mittleren Plasmaprogesteronwerten (ng/ml) aller Tieren a:b (p≤0,10≥0,05)**

Palpationsbefund	N	Mittelwert (ng/ml)	±SD	Min	Max
1,5	2	2,89	0,15	2,78	2,99
2	15	2,44[a]	1,44	0,65	5,43
2,5	11	2,37	1,16	0,74	4,53
3	12	1,92[b]	0,66	0,79	2,99

In *Tabelle 20* ist die relative und absolute Anzahl der verblieben Versuchstiere nach erfolgter Synchronisation dargestellt. Bei 62 von insgesamt 64 behandelten Tieren wurden Brunstsymptome nachgewiesen (97%). Davon wurden 38 Tiere (95%) mit PRID® alpha behandelt und 24 Tiere mit CIDR® (100%).

Bei der rektalen Gelbkörperkontrolle an „Tag 16" erwiesen sich 56 der Tiere als ET-tauglich [(PRID 34 Tiere (89,5%) und CIDR 22 Tiere (92%)]. Als Grundlage für den Prozentsatz dienen hier die brünstigen Tiere.

Für die Berechnung des Trächtigkeitserfolges wurde die Anzahl der ET-tauglichen Empfängertiere mit 100% angenommen. Vierzehn Tage nach dem ET (21. Tag der Trächtigkeit) wurden die Tiere rektalisiert, wobei insgesamt bei 35 Tieren ein Gelbkörper nachweisbar war. Dies entspricht 63 % aller ET-tauglichen Tiere. Davon lag die Trächtigkeitsrate der mit PRID-Spiralen behandelten Tiere bei 59% (20/34) und die der mit CIDR behandelten Tiere bei 68 % (15/22). Diese Unterschiede sind jedoch statistisch gesehen nicht signifikant, obwohl eine Tendenz klar zu erkennen ist ($p \leq 0{,}10 \geq 0{,}05$).

Am 30. Tag der Trächtigkeit lag die Trächtigkeitsrate bei den PRID-Tieren bei 47% (16/34) und bei CIDR-Tieren bei 64% (14/22). Dieser Unterschied ist signifikant ($p \leq 0{,}05$). Bei der zweiten Trächtigkeitsuntersuchung (42. Tag der Trächtigkeit) wurden keine weiteren Embryonalverluste festgestellt.

Tabelle 20: **Relative und absolute Anzahl der verblieben Versuchstiere nach erfolgter Synchronisation**
a:b (p≤0,10≥0,05), c:d (p≤0,05)

		Anzahl Tiere	%
Tiere in Brunst	*insgesamt*	62	97/100
	PRID® alpha	38	95/100
	CIDR®	24	100
Tauglich als Empfänger	*insgesamt*	56	90/100
	PRID® alpha	34	89,5/100
	CIDR®	22	92/100
14 Tage nach ET (21. Tag der Trächtigkeit)	*insgesamt*	35	63
	PRID® alpha	20	59[a]
	CIDR®	15	68[b]
TU1 (30.Tag der Trächtigkeit)	*insgesamt*	30	54
	PRID® alpha	16	47[c]
	CIDR®	14	64[d]
TU2 (42. Tag der Trächtigkeit)	*insgesamt*	30	54
	PRID® alpha	16	47[c]
	CIDR®	14	64[d]

Während des 21. bis zum 42. Trächtigkeitstag wurde die aufgetretene embryonale Sterblichkeitsrate bei den mit CIDR® behandelten Tieren auf 5,9% (14/15) beziffert. Dieser Wert ist signifikant niedriger als bei den mit PRID® alpha behandelten Tieren [20,3% (16/20)]. Insgesamt wurde somit eine embryonale Verlustrate von 14,3% (30/35) verzeichnet.

Abbildung 31 zeigt den Zusammenhang zwischen den dokumentierten Brunstsymptomen und der Trächtigkeitsrate nach der Durchführung der Synchronisation.

Nach der Verwendung des Synchronisationsprogrammes „CIDR®+Prostaglandin" wurde bei 24 Tieren Brunstsymptome nachgewiesen. Davon wurden 22 Tiere als ET-tauglich eingestuft, wovon 16 Tiere (Trächtigkeitsrate=69% (11/16)) deutliche (*siehe Tabelle 9*) und 6 Tiere (Trächtigkeitsrate=50% (3/6)) undeutliche Brunstsymptome aufwiesen. Die

Trächtigkeitsrate der „deutlich“ brünstigen Tiere war damit signifikant höher als die der „undeutlich“ brünstigen Tiere.

Bei den Tieren, die mit dem „PRID®+Prostaglandin“-Synchronisationsprogramm behandelt waren (34 ET-taugliche), wurden bei 27 Tieren [Trächtigkeitsrate=37% (10/27)] deutliche und bei 7 Tieren undeutliche Brunstsymptome [Trächtigkeitsrate=86% (6/7)] festgestellt. Überaschenderweise wiesen hier jedoch die Tiere mit „undeutlichen“ Brunstsymptomen eine signifikant höhere Trächtigkeitsrate im Vergleich zu den„deutlich“ brünstigen Tieren auf.

Die Trächtigkeitsrate der mit CIDR® behandelten Tiere, bei denen „deutliche“ Brunstsymptome festgestellt wurden, war signifikant höher als bei den mit PRID® alpha Spiralen behandelten Tieren mit „deutlichen Brunstsymptomen“. Die beiden Gruppen mit „undeutlichen“ Brunstsymptomen (PRID® und CIDR®) wiesen ebenfalls einen signifikanten Unterschied hinsichtlich der Trächtigkeitsraten zueinander auf.

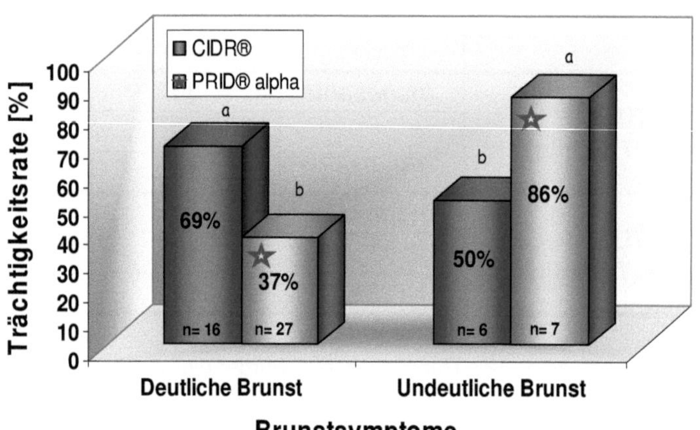

Abbildung 31: Zusammenhang zwischen Brunstsymptomen (deutlich/undeutlich) und der Trächtigkeitsrate bei allen Versuchstieren nach der Synchronisation

5. Diskussion

Eine von mehreren wichtigen Voraussetzungen für einen erfolgreichen Embryotransfer stellt die Vorbereitung der Empfängertiere dar. Die Brunstsynchronisation bei Rezipienten ist derzeit ein wichtiges Thema im Bereich der fortpflanzungsbiologischen Forschung. Es wurden zahlreiche Brunst- und Ovulationsprogramme evaluiert und vorgeschlagen.

Ziel der vorliegenden Arbeit war es, die Eignung verschiedener Gestagenpräparate (CIDR® 1,3g P4 und PRID® alpha 1,55g P4) für die Brunstsynchronisation bei Empfängertieren zu untersuchen. Die beim Einsetzen und Entfernen des Implantats und im weiteren Verlauf des Versuchszeitraumes gewonnenen Progesteronwerte wurden einerseits zwischen beiden Gruppen untereinander, andererseits auch innerhalb jeder Gruppe miteinander verglichen, um Unterschiede zwischen trächtigen und nicht trächtigen Tieren zu erkennen. Nach dem Entfernen des Implantats wurden in der Brunstbeobachtungszeit die Follikelgrösse palpatorisch ermittelt und die Gesamtöstrogen-Konzentrationen bestimmt. Im weiteren Verlauf des Versuches (Tag 39 und 51) wurde der Einfluss dieser Faktoren auf die Trächtigkeitsrate ermittelt.

5.1 Medikationsdauer

Nach dem Einsetzen des Vaginalimplantats mit gestagener Wirkung bewirkt der hohe Progesteronspiegel, dass die Frequenz der LH-Ausschüttung reduziert und die Ovulation eines dominanten Follikels zunächst verhindert wird. Ein vorhandener dominanter Follikel wird zurückgebildet, eine neue Follikelwelle beginnt und ein neuer dominanter Follikel reift heran. Ist kein dominanter Follikel vorhanden, wird dieser im Zuge der weiteren Entwicklung der bestehenden Follikelwelle gebildet (BUSCH 1975; GRUNERT u. ZERBE 1999; HEUWIESER u. MANSFELD 1999). Nach dem Ziehen des Implantats fällt der Progesteronspiegel rasch ab und erlaubt dann die vermehrte Freisetzung von FSH und LH. Der positive Östrogen-Feedback führt zu einem präovulatorischen LH-Gipfel und der Follikel ovuliert (DELETANG 2003; TÖNHARDT 2006). In der Regel reicht eine Dauer der Progesteronbehandlung von 7-9 Tagen aus, um eine Follikelwelle zu synchronisieren. Die Progesteronbehandlung wird i.d.R. mit einer Injektion von PGF2α einen Tag vor der Entnahme der Spirale kombiniert (DELETANG 2003). Das PGF2α wird verwendet, um vorhandene zyklische Gelbkörper vollständig zurückzubilden und die Ovulation zu induzieren (HIRSBRUNNER et al. 2006).

Synchronisationsprogramme, die auf der Applikation von Substanzen mit gestagener Wirkung basieren, also auf eine Verlängerung der Lutealphase abzielen, wurden im Laufe der Zeit ständig weiterentwickelt und modifiziert und daher viele verschiedene Applikationsfrequenzen getestet. Anfangs wurden die Wirkstoffe über eine Dauer von 14 bis 21 Tage verabreicht (MACMILLAN u. PETERSON 1993). MACMILLAN u. PETERSON (1993) untersuchten drei verschiedene Östrussynchronisations-programme im Vergleich zu einander. Zur Anwendung kamen dabei:

- CIDR-B *(Controlled Internal Drug Release, Bovine)* mit 1,9 g Progesterongehalt: für 7 Tage und am Tag des Entfernens des Implantats wurde PGF2α verabreicht.
- CIDR-B für 14 Tage ohne luteolytische Behandlung und
- CIDR-B für 21 Tage ohne luteolytische Behandlung.

Dabei stellten sie fest, dass sich die Trächtigkeitsergebnisse (nach KB) mit zunehmender Länge des Gestagen-Behandlungszeitraums deutlich verschlechterten. Die Autoren machten hierfür hauptsächlich die Alterung des dominanten Follikels und der in ihm enthaltenen Eizelle verantwortlich. Um eine normale Fertilität der induzierten oder synchronisierten Tiere aufrecht zu erhalten, empfahlen die Autoren daher, eine maximale Progesteronbehandlungsdauer von 12 Tagen nicht zu überschreiten (MACMILLAN u. PETERSON 1993; MIHM et al. 1999; DELETANG 2000).

Bei zahlreichen Studien erfolgte die Durchführung von Brunstsynchronisationsprogrammen unter Anwendung von gestagen-wirkenden Substanzen mit nachfolgendem Embryotransfer. Der Einfluss der Applikationsfrequenz wurde von BROADBENT et al. (1993) untersucht. Die Autoren verwendeten bei ihren Versuchstieren sowohl PRID® (1,55g P4) als auch CIDR-B® (1,9 g P4) als Vaginal-Implantate in Kombination mit einer PGF2α-Applikation einen Tag vor der Entnahme des Präparats (*siehe Tabelle 5, 2.3.1.1 Ovulationssynchronisation mit Gestagenen*). Zunächst wurde bei allen Versuchstieren (CIDR-B® und PRID®) eine Behandlungsdauer von 7 Tagen gewählt, die dann zu einem späteren Zeitraum auf 12 Tage erhöht wurde. Dabei erwiesen sich die Trächtigkeitsraten nach ET (chirurgische Methode) höher bei den Tieren, bei denen das PRID®- bzw. CIDR®-Präparat nach 7 Tagen wieder entfernt wurde (PRID®=65%; 67/103 bzw. CIDR®=63,9%; 62/97) als bei den Tieren, die das Präparat für 12 Tage behielten (PRID®=57,5; 42/73 und CIDR®=51,4; 36/70). Bei der vorliegenden Arbeit behielten die Tiere jeder Gruppe ebenfalls 7 Tage lang das Implantat. Jedoch wurden im Gegensatz zu BROADBENT et al. (1993) bei den mit PRID® alpha behandelten Tieren signifikant niedrigere Trächtigkeiten erzielt (47%; 16/34) als bei den mit CIDR® behandelten Tieren (64%; 14/22). Als mögliche Ursache hierfür, kommt die

Anwendung einer im Vergleich zu BROADBENT et al. (1993) unterschiedliche Embryonenübertragungsmethode (nichtchirurgisch statt chirurgisch) in Betracht. Nach SCHELLANDER (2005b) führt eine chirurgische Übertragung der Embryonen 6-8 Tage nach dem Eintritt der Brunst zu einem um 5-10% höheren Trächtigkeitserfolg. Die Tatsache, dass bei den mit CIDR® behandelten Tieren fast gleiche Trächtigkeitsraten wie in besagter Studie erzielt wurden, spricht gegen dieses Argument. Ein weiterer Grund für die niedrigen Trächtigkeitsraten der „PRID®-Tiere" könnte in einer eventuell vorhandenen unterschiedlichen Qualität der Embryonen zu suchen sein (siehe *5.3 Trächtigkeitsergebnisse*), die jedoch in der vorliegenden Studie aufgrund der einheitlichen Qualität der Embryonen nahezu ausgeschlossen werden kann. Eher könnten die niedrigeren Trächtigkeitsraten durch verschiedene Anpaarungen mitverursacht worden sein (NIEMANN u. FALGE 1996).

Des Weiteren widersprechen diese niedrigen Trächtigkeitsraten den Ergebnissen eines unveröffentlichten Feldversuches von Dr. Nohner *(Besamungsvereins Neustadt an der Aisch e.V)*, der im Zeitraum von September bis Dezember 2008 29 Jungrinder mit *PRID®alpha*-Spiralen behandelte. Die Tiere behielten die Spirale acht Tage lang. Einen Tag vor Entfernen des Implantats wurde allen Tieren 2 ml des Prostaglandinpräparates *Estrumate®* (Fa. *Essex* Tierarznei, München) verabreicht. Bis zum Tag 8 verlor nur ein Tier die Spirale. An Tag 10 waren alle übrigen Tiere brünstig [Synchronisationserfolg 97% (28/29)]. Sieben Tage nach der Brunst wurden die Empfängertiere auf Gelbkörper hin untersucht. Anschließend wurden den ausgewählten tauglichen Tieren tief gefrorene/aufgetaute Embryonen übertragen. Alle behandelten Rezipienten wurden als tauglich bewertet (100% aller brünstigen Tiere). Am 30. und 42. Tag der Trächtigkeit wurde im Zuge weiterer rektal-palpatorischer Untersuchungen bei 19 von 28 Tieren eine Trächtigkeit nachgewiesen (Trächtigkeitsrate 68%). Diese mittels PRID® alpha Behandlung erzielte Trächtigkeitsrate ist damit deutlich höher als in der vorliegenden Arbeit.

Möglicherweise erfolgt durch die um einen Tag längere Behandlungszeit mit dem Präparat, eine positive Einflussnahme auf das Trächtigkeitsergebnis. Laut persönlicher Mitteilung von Herrn Dr. Nohner (Neustadt, 24.10.2009), waren die im Feldversuch untersuchten Tiere teilweise bereits 2 Zyklen vorher mit Gestagen synchronisiert worden, so dass mögliche Langzeiteffekte nicht ausgeschlossen werden können.

Die Untersuchungen von BROADBENT et al. (1993) deuteten darauf hin, dass Tiere die länger behandelt wurden (12 vs. 7 Tage), signifikant früher in die Brunstphase zu treten scheinen und dabei höhere Synchronisationserfolge verzeichnet werden können (*siehe 2.3.1.1 Ovulationssynchronisation mit Gestagenen, Tabelle 5*). Dagegen stellte LUCY et al. (2001) fest, dass auch bei einer vergleichsweise kurzen Behandlungsdauer von 7 Tagen mit CIDR (1,38g Progesteron) in Kombination mit einer am Tag 6 durchgeführten PGF2α-Applikation, hohe Synchronisationserfolge erzielt werden können. Im Zuge der Untersuchungen kamen 72-84% der behandelten Färsen und Kühe innerhalb von drei Tagen nach Entfernen der Spange in den Östrus.

In einer weiteren Studie wurden Fleischrind-Färsen über einen Zeitraum von 8 Tagen mit CIDR® (1,38 g P4) in Kombination mit einer PGF2α-Gabe an Tag 7 behandelt (BELTMAN 2008). Hierbei wurden 75% aller behandelten Färsen 50 Stunden nach dem Entfernen der CIDR®-Vaginalspange brünstig. Dies bestätigt die Ergebnisse von LUCY et al. (2001).

Bei weiteren mit PRID®-Vaginalspiralen durchgeführten Untersuchungen (1,55 g P4+10 mg Ötradiolbenzoat, 12 Tage ohne PGF2α-Verabreichung) wurden 85-95% der synchronisierten Tiere 2-4 Tage nach der Entnahme der PRID®-Spirale brünstig (DELETANG 2003).

Die Synchronisationsergebnisse der eigenen Untersuchungen ähneln den in der Literatur beschrieben Werten. Zwei Tage nach der Entnahme des Implantate lag der Synchronisationserfolg bei mit PRID® alpha®+PGF2α behandelten Tieren bei 95 % (38/40), und bei der anderen Behandlungsgruppe (CIDR®+PGF2α) bei 100% (24/24).

MACMILLAN und PETERSON (1993) untersuchten die Wirkung verschiedener Dosierungen und Injektionstermine von PGF2α in Kombination mit einer Gestagen-Behandlung auf die Synchronisationsergebnisse. Die Versuchstiere wurden in 2 Hauptgruppen unterteilt, die je 3 „Untergruppen" beinhalteten. Die Tiere der ersten Hauptgruppe erhielten 10 Tage CIDR® (1,9g P4) mit einer PGF2α-Injektion 2 Tage vor der Entnahme des Implantats mit unterschiedlichen Dosen von 2,5 oder 5,0 oder 2,5+5,0 ml. Die zweite Hauptgruppe erhielt die exakt gleiche Behandlung, nur erfolgte dort die PGF2α-Injektion am Tage des Entfernens des Implantats. Achtundvierzig Stunden nach der Entnahme kamen 80-84% der Tiere der ersten Hauptgruppe in den Östrus. In der zweiten Hauptgruppe waren zum selben Zeitpunkt lediglich 65% der Tiere brünstig. Diese Ergebnisse deuten darauf hin, dass bei den Tieren der ersten Hauptgruppe eine bessere Induktion der Ovulation erfolgte.

In weiteren Studien wurden die PGF2α-Injektionswirkungen einen Tag vor der Entnahme untersucht. Hierbei wurden bessere Ergebnisse mit relativ höheren Trächtigkeitsraten (64-

73,5%) und Synchronisationserfolgen (90-95%) erzielt (LUCY et al. 2001; DELETANG 2003; JANOWITZ 2008). In der vorliegenden Arbeit wurde die Prostaglandin-Injektion bei beiden angewendeten Synchronisationsprogrammen (CIDR®+PGF2α und PRID®alpha+PGF2α) einen Tag vor dem Entfernen des Implantats durchgeführt. Insbesondere hinsichtlich des Synchronisationserfolges ähneln die eigenen Resultate den zuletzt beschrieben Ergebnissen.

Es wird vermutet, dass eine auf 7 Tage verkürzte Anwendungsdauer von Gestagen-Präparaten sich auch vorteilhaft auf die Reduzierung der Vaginitiserscheinungen (LAVEN et al. 2000) auswirkt. Nach LAVEN et al. (2000) sind die Vaginitiserscheinungen während der Behandlung harmlos, da der Muttermund unter dem Einfluss von Progesteron fest verschlossen ist. Detaillierter wurde die vaginale Mikroflora von BULMAN et al. (1978) untersucht. Die Autoren stellten fest, dass es sich bei der Mehrzahl nach Implantatentnahme (PRID®) nachgewiesenen Mikroorganismen typischerweise um Schleimhautbakterien handelte, die 2 Tage später nicht mehr vorhanden waren. Auch die Untersuchungen von CHENAULT et al. (2003) deuten darauf hin, dass möglicherweise auftretende Irritationen vermutlich nur temporärer Natur sind und die Fruchtbarkeit nicht beeinträchtigen.

5.2 Einfluss des Zyklusstandes beim Einsetzen der Spirale/ Spange auf das Trächtigkeitsergebnis

Zahlreiche Studien beschäftigten sich mit dem Einfluss des Zyklusstandes zum Zeitpunkt des Einsatzes der Brunstinduktionspräparate auf die Endergebnisse. MACMILLAN und PETERSON (1993) untersuchten die Variation der Post-Behandlungsintervalle bis zum Auftreten der Brunstsymptome bei den Tieren, die mittels CIDR-B® (1,9 g P4) 7 Tage in Kombination mit einer PGF2α-Gabe am Tag des Entfernens des Implantats synchronisiert wurden. Hierbei wurden die Tiere gemäß ihres Zyklusstandes bzw. der Östrusphasen [früher Diöstrus (Zyklustag 4-11), später Diöstrus (Zyklustage 12-19), Pro- und Metöstrus (Zyklustage 20-3)] in Gruppen eingeteilt. Der einzige signifikante Unterschied wurde dabei zischen Tieren der frühen und der späten Diöstrusphase festgestellt, die 49 Stunden nach der Entnahme des Präparats brünstig waren. Zu diesem Zeitpunkt waren 29% der Tiere, die sich vor dem Einsetzen des Präparats in der frühen Diöstrusphase und 84% der behandelten Tiere, die sich in der späteren Diöstrusphase befanden, brünstig. Diese stark unterschiedlichen Werte glichen sich jedoch im Verlauf der folgenden 3 Tage zunehmend einander an. Auch zwischen den Trächtigkeitsraten der behandelten Tiere wurde kein signifikanter Unterschied festgestellt. Auch zahlreiche andere Studien weisen darauf hin, dass kein signifikanter Unterschied zwischen dem Zyklusstand der Tiere vor der Behandlung und den Erfolgskriterien nach der Behandlung zu existieren scheint (BUSCH 1975; BULMAN et al. 1978; COLEMAN et al. 1987; K.L. MACMILLAN et al. 1991; BROADBENT et al. 1993; MACMILLAN u. PETERSON 1993; TRIBULO et al. 1997; HEUWIESER u. MANSFELD 1999; LOONEY et al. 1999; J.F. ROCHE et al. 1999; SCHIPILOV u. MIROLYUBOV 2000; BARILE et al. 2001; MARTINEZ et al. 2002; DELETANG 2003; MEINECKE 2005b; PURCELL et al. 2005; SAKASE et al. 2005; ILL-HWA KIMA et al. 2006; ALNIMER u. LUBBADEH 2008; BELTMAN 2008; JANOWITZ 2008). Auch die Ergebnisse der vorliegenden Untersuchungen deuten darauf hin, dass der Zyklusstand vor der Synchronisationsbehandlung in keinem Zusammenhang zum Trächtigkeitsergebnis zu stehen scheint (*siehe S. 51: 4.1.4 Einfluss des Zyklusstandes beim Einsetzen der Spirale auf das Trächtigkeitsergebnisund S. 58: 4.2.4 Einfluss des Zyklusstandes beim Einsetzen der Spange auf das Trächtigkeitsergebnis*). RODRIGUES et al. (2009) untersuchten die Brunstsynchronisation bei Empfängertieren mit Gestagen-präparaten (Norgestomet Ohr-Implantat: 3mg Norgestomet) separat in zwei unterschiedlichen Gruppen. Die Tiere einer Gruppe besaßen vor der Behandlung einen CL, die Tiere der anderen Gruppe nicht. Alle Gruppen erhielten für 8 Tage Norgestomet Ohr-Implantat (Crestar®, Intervet, Brazil). Am Tag 0 (Tag der Brunst) erhielten die Tiere 2 mg Östradiol-Benzoat (EB; Estrogin®, Farmavet, Brazil) und 50 mg Progesteron (Progesterona, Index Farmacêutica, Brazil). Am Tag des Implantatentfernens wurde 400 IU eCG (Folligon®, Intervet, New Zeeland), 150g d-Cloprostenol (PGF; Preloban®, Intervet, Brazil) und 1mg Östradiol-Cypionate (EC; E.C.P.®, Pfizer, Brazil) i.m. verabreicht. Zum Schluss wurde ermittelt, dass zwar in der mit FTET (*fixed-time embryo transfer*) -mit CL behandelten Gruppe signifikant mehr Tiere als transfertauglich eingestuft wurden als bei der anderen Gruppe ohne CL [FTET-mit CL = 75.0%; (156/208) vs. FTET-ohne CL = 61.2%; (131/214)], trotzdem wurde kein signifikanter Unterschied zwischen den Trächtigkeitsraten beider Gruppen festgestellt [FTET-mit CL = 29.3%; (61/208) vs. FTET-ohne CL = 22.9%; (49/214)]. Dieser Umstand deutet darauf hin, dass unter Anwendung der oben beschriebenen Synchronisationsprotokolle auf die Bestimmung des Zyklusstandes der Tiere verzichtet werden kann. Aufgrund des deutlich geringeren Arbeitsaufwandes ergeben sich somit auch wesentliche Vorteile hinsichtlich des reproduktiven Betriebsmanagements.

5.3 Trächtigkeitsergebnisse

Der Trächtigkeitserfolg wird im Wesentlich durch ein komplexes Zusammenspiel von Embryo, seiner uterinen Umgebung und dem Gelbkörper bestimmt (SREENAN u. DISKIN 1987). Embryonen sind in der Lage, Proteine, Prostaglandine sowie Steroide zu produzieren, die sowohl luteotrophe und anti-luteolytische Wirkungen aufweisen. Daneben können diese jedoch auch regulativ auf den uterinen Blutfluss, auf die Nährstoffverteilung, die Migration der Keimzellen und andere trächtigkeitsbedingte Geschehnisse einwirken (BAZER et al. 1986).

Es wurde versucht, die Trächtigkeitsergebnisse beider Synchronisatonsprogramme mit möglichen Einflussfaktoren in Zusammenhang zu bringen. Die Trächtigkeitsrate nach Transfer auf die als tauglich eingestuften Tiere wurde am 21., 30. und 42. Tag der Trächtigkeit bestimmt. Vierzehn Tage nach dem ET (21. Tag der Trächtigkeit) wiesen die mit dem CIDR®+PGF2α Synchronisationsprogramm behandelten Tiere eine tendenziell höhere Trächtigkeitsrate (68%; 15/22) auf als die mit PRID® alpha+ PGF2α synchronisierten Tiere (59%; 20/34). Diese Unterschiede vergrößerten sich zunehmend und wurden im Zuge der am 30. und 42. Tag der Trächtigkeit durchgeführten Untersuchungen als signifikant identifiziert. Laut NIEMANN et al. (1985) liegt die durchschnittliche Trächtigkeitsrate nach nichtchirurgischem ET mindestens ebenso hoch oder sogar höher als nach künstlicher Besamung. Die Trächtigkeitsraten am 21. Tag sowie an späteren Zeitpunkten der Trächtigkeit nach der KB wurden in zahlreichen Studien beschrieben. Die Ergebnisse der eigenen Untersuchungen ähneln denen, die von MIALOT (1995) dokumentiert wurden. In der Studie wurden Tiere von verschiedenen Regionen Frankreichs untersucht. Die Tiere wurden 12 Tage lang mit PRID® behandelt und am Tag des Entfernens der Spirale wurde eCG (500IU) verabreicht. Bei diesen Untersuchungen wurden am 23. Tag der Trächtigkeit in einer Region Werte von 70%, in der anderen von 59% erreicht. Im Zuge weiterer Trächtigkeitskontrollen wurden Trächtigkeitsraten von 66% bzw. 54% erzielt. Bei einer anderen Studie von MIALOT (1996) wurden die Tiere einer Gruppe mit über einen Zeitraum von 12 Tagen mittels PRID-Vaginalspange behandelt. Des Weiteren wurde an Tag 10 der Behandlung Enzaprost® (Wirkstoff: Prostaglandin F2α) und am Tag der Entfernung des Präparates 500 IU eCG verabreicht. Die Tiere der anderen Gruppe wurden nur mittels PRID®-Spirale synchronisiert. Bei den Tieren in der ersten Gruppe wurde am 23. Tag der Trächtigkeit Werte von 72%, bei den nur mit PRID® behandelten Tieren dagegen nur 59% erreicht. Bei Untersuchungen, die zu einem späteren Zeitpunkt durchgeführt wurden, konnten

Trächtigkeitsraten von 68 und 54 % festgestellt werden. Nach BAZER et al.(1986) ist die Erzielung einer Trächtigkeit die Fähigkeit der Embryonen, die uterine Sekretion von PGF2α durch Bildung von Interferon-τ zu hemmen. Zahlreiche Autoren [HEYMAN (1985), SREENAN u DISKIN (1987), SIQUEIRA et al.(2009)] kamen zu der Erkenntnis, dass in erster Linie Faktoren, die vom Embryo selbst ausgehen und weniger uterine Faktoren des Empfängertieres, hauptsächlich ursächlich für eine embryonale Mortalität sind. Nach HEYMAN (1985) liegt die Mortalität nach direktem Transfer von Blastozysten bei ungefähr 30% und tritt meistens kurz vor oder während der Implantation der Embryonen ein und kann u.a. auf unsachgemäßes Handling der Embryonen zurückgeführt werden. Dieser Prozentsatz deckt sich mit den Ergebnissen der eigenen Untersuchungen. NIEMANN (1991) stellte 10 % niedrigere Trächtigkeitsraten beim Transfer mit tiefgefrorenen/aufgetauten Embryonen im Vergleich zu frischen Embryonen fest. Bei der Analyse der Trächtigkeitsergebnisse der eigenen Untersuchungen muss damit auch die Tatsache berücksichtigt werden, dass ausschließlich tiefgefrorene Embryonen verwendet wurden. HEYMAN (1985) untersuchte die embryonale Sterblichkeit zwischen dem Trächtigkeitstag 21 und 90, indem er die Versuchstiere in drei Gruppen einteilte. Bei einer Gruppe wurden frische in vivo generierte Embryonen übertragen, bei der zweiten gefrorene/aufgetaute in vivo Embryonen und bei der dritten in vitro kultivierte Embryonen. Die höchste embryonale Sterblichkeit (46,4%; 15/28) wurde dabei bei der dritten Gruppe festgestellt, deren embryonale Sterblichkeit signifikant höhere Werte im Vergleich zur ersten Gruppe aufwies (22%, 46/59). Bei den vorliegenden Untersuchungen lag die embryonale Sterblichkeit zwischen dem 21. bis 42. Trächtigkeitstag bei den mit CIDR® behandelten Tiere bei 5,9% (14/15) und bei den mit PRID® behandelten Tieren signifikant höher, bei 20,3% (16/20). Insgesamt ergab sich daraus eine Verlustrate von 14,3 % (30/35), die deutlich niedriger als bei den Untersuchungen von HEYMAN (1985) lag, der bei tiefgefrorenen Embryonen eine Verlust von 28,5% feststellte. Zahlreiche Autoren bestätigten diese relativ höheren Verluste zwischen dem 21. und 90. Tag der Trächtigkeit (CHRISTIE et al. 1980; RENARD et al. 1980; TERVIT et al. 1980; CURTIS et al. 1981).

In seltenen Fällen kann auch eine primäre Gelbkörperinsuffizienz, die sich in einer mangelnden Progesteronproduktion äußert, zur embryonalen Mortalität führen (WATHES 1992; MANN et al. 1998; RHINEHART et al. 2009). In eigenen Untersuchungen wurde kein Tier mit einer primären Gelbkörpersuffizienz nachgewiesen, so dass dieser Umstand als Ursache für eine mögliche embryonale Mortalität ausgeschlossen werden kann. Bei den eigenen Untersuchungen konnte kein eindeutiger Zusammenhang zwischen der Deutlichkeit der Brunstsymptome nach dem Entfernen des Implantats und den erzielten

Trächtigkeitsraten festgestellt werden (siehe *Abbildung 20*). Bei den mit PRID® alpha behandelten Tieren wiesen die Tiere mit „undeutlichen" Brunstsymptome signifikant höhere Trächtigkeitsraten als die Tiere mit deutlichen Brunstsymptomen auf. Nach JANOWITZ (1994) übt die Brunstsausprägung einen signifikanten Einfluss auf die Trächtigkeitsraten der Empfängertiere aus. Auch andere Autoren sind der Ansicht, ohne diese anhand eigener Untersuchungen belegen zu können, dass eine genaue Brunstbeobachtung der Rezipienten wichtig für den Erfolg des Embryotransfers sei (DONALDSON 1985; HASLER et al. 1987). Im Gegensatz zu diesen Studien stellte VAESSEN (2003) fest, dass die Brunstausprägung vor dem Transfer keinen signifikanten Einfluss auf die Trächtigkeitsrate nach dem Embryotransfer zu haben scheint. Im Zuge der eigenen Untersuchungen wurden die Brunstsymptome subjektiv bewertet (*siehe Tabelle 9*). Dieser Umstand könnte eventuell zu den hohen Trächtigkeitsraten der mit PRID® behandelten Tiere mit undeutlichen Brunstsymptomen beigetragen haben.

5.4 Endokrinologie

Drei Tage vor dem Einsetzen des Implantats wurden relativ unterschiedliche Progesteronwerte dokumentiert, was in erster Linie mit den verschiedenen Zyklusständen der Tiere vor der Präparatapplikation, begründet werden kann. Vor dem Einsetzens des Implantats lagen die mittleren Progesteronkonzentrationen relativ nah beieinander. Auch zwischen den P4-Werten der einzelnen Zyklusphasen, in denen die Tiere beider Behandlungsgruppen sich befanden, wurde kein signifikanter Unterschied festgestellt. Während der ersten zwei Stunden nach dem Einsetzen des Implantats wurden bei den PRID-Tieren deutlich höhere Progesteronkonzentrationen im Blutplasma festgestellt als bei den CIDR-Tieren. Dies könnte auf die größere Oberfläche der PRID-Spirale zurückzuführen sein, die eine schnellere Adsorption der abgegeben Stoffe über die Vaginalschleimhaut ins Blut zu begünstigen scheint. An Tag 2 wurden bei allen Tieren die höchsten Konzentrationen innerhalb des siebentägigen Behandlungszeitraumes gemessen. Diese Werte sind vergleichbar mit den Ergebnissen einer Studie der Firma *SANOFI*, die mit PRID®-Spiralen Untersuchungen durchführte (DELETANG 2000). Bei Untersuchungen im Zuge der Produktanpassung von CIDR® mit 1,9g Progesteron zu CIDR® mit 1,38g Progesteron wurde die maximale mittlere Progesteronkonzentration nicht am zweiten, sondern schon am ersten Tag nach dem Einsetzen des Implantats gemessen (RATHBON et al. 2002). Bei diesen Untersuchungen übertraf der exogene Verlauf der Progesteronkonzentration den minimal erforderlichen Wirkspiegel um das zweifache (RATHBON et al. 2002).

Gestagene induzieren die im Endometrium stattfindende Umwandlung von der Proliferations- in die Sekretionsphase und schaffen durch die Aufrechterhaltung der entsprechenden Bedingungen die Vorraussetzung für die Plazentation und die Erhaltung der Trächtigkeit (GRUNERT u. ZERBE 1999). Es besteht der Verdacht, dass ein zu schneller Anstieg der Anfangskonzentration bei der Behandlung einen negativen Einfluss auf die Umwandlung des Endometriums und die Etablierung der Trächtigkeit haben könnte.

Einen Tag vor der Entnahme der Spirale („Tag 6“) wurde noch vor der durchgeführten Prostaglandin-Applikation eine Blutprobe entnommen, so dass eine Beeinflussung der Progesteron-Konzentration auszuschließen ist. Um den Rückgang der Progesteronkonzentrationen nach der Entnahme des Präparats deutlich erkennen zu können, wurde die erste Blutprobe an „Tag 7“ noch kurz vor dem Entfernen des Implantats genommen. Bei allen Tieren der untersuchten Teilgruppen ist ein kontinuierlicher Abfall der Progesteronkonzentrationen nach der Präparatentnahme bis zum „Tag 10“ deutlich zu erkennen. Dies könnte unter anderem darauf zurückzuführen sein, dass die meisten Tiere an „Tag 10“ ovulierten (63% der mit *CIDR®* behandelten und 58 % der mit *PRID® alpha* behandelten Tiere). Nach der Ovulation treten die Tiere in die Lutealphase (Gelbkörperphase) des Zyklus und die mittleren Progesteronkonzentrationen steigen wieder an.

Die mittleren Plasmaprogesteronkonzentrationen von „Tag 16“ wurden mit den palpatorisch ermittelten Gelbkörperbewertungen vergleichend gegenübergestellt. Die Plasmaprogesteronkonzentrationen lagen unabhängig vom Palpationsbefund relativ nah beieinander, somit konnte kein Zusammenhang zwischen der Klassifizierung der Gelbkörper und den mittleren Progesteronwerten festgestellt werden. Dies bestätigte sich auch in Untersuchungen von VAESSEN (2003). In verschiedenen Studien wurden unterschiedliche Meinungen über die mögliche Wirkung der Progesteronkonzentrationen am Tag des Transfers auf das Trächtigkeitsergebnis vertreten. Einige Autoren kommen zu der Schlussfolgerung, dass die Konzentration am Transfertag zwischen 2,0 und 5,0 ng/ml betragen sollte, um eine Trächtigkeit zu etablieren (REMSEN et al. 1982; NIEMANN et al. 1985). Dagegen stellten GOUVEIA NOGUEIRA et al. (2004) fest, dass sich hohe mittlere Progesteronkonzentration am Tag des Transfers nach der eCG-Behandlung der Rezipienten negativ auf die Konzeptionsrate auswirken. Andere Studien kamen dagegen auch zu dem Ergebnis, dass die Höhe der Progesteronkonzentration am Tag des Transfers keinen entscheidenden Einfluss auf die Trächtigkeitsraten zu haben scheint

(HASLER et al. 1987; SPELL et al. 2001; NASSER et al. 2004; LOONEY et al. 2006). SILVA et al. (2002) sind ebenfalls der Meinung, dass die Bestimmung der Plasmaprogesteronkonzentrationen bis zum Tag des Embryotransfers von begrenzter praktischer Bedeutung ist. Einzige Ausnahme hierbei wäre die Ablehnung von Rezipienten mit eindeutig fehlender Gelbkörperfunktion.

Sieben Tage nach der Embryonenübertragung wurde bei allen Tieren ein rascher Anstieg der Progesteronkonzentrationen festgestellt. Bei den mit PRID® behandelten Tieren wurden signifikant höhere Progesteronkonzentrationen nachgewiesen als bei den mit CIDR® behandelten Tieren. Besonders hohe Werte wurden bei den mit PRID® alpha behandelten nichtträchtigen Tieren ermittelt (*siehe Abbildung 30*). Die Ursache ist unklar. Diese Ergebnisse bestätigten jedoch die Hypothese, dass sehr hohe und sehr niedrige Progesteronkonzentrationen mit einer negativen Wirkung auf die Aufrechterhaltung der Trächtigkeit verbunden zu sein scheinen. Jedoch scheint sich auch die Höhe der optimalen Progesteronkonzentrationen bei Tieren verschiedener Rassen auf unterschiedlichem Niveau zu bewegen (HENRICKS et al. 1970; STABENFELDT et al. 1970; N.A. ROBINSON et al. 1989; RS. ROBINSON et al. 2000).

An „Tag 30“ (evtl. 21. Tag der Trächtigkeit) wurde ein hochsignifikanter Unterschied zwischen den Progesteronkonzentrationen der trächtigen und nichtträchtigen Tieren festgestellt. Diese wurde auch in einer Vielzahl anderer Studien bestätigt (KASTELIC et al. 1990; MARTINEZ et al. 2002; C.J. SILVA et al. 2002; VAESSEN 2003). Bei 6 von 10 hormonanalytisch untersuchten nichtträchtigen Tieren wurden deutliche Brunsterscheinungen an Versuchstag 30 beobachtet. Im Blut aller 6 Tiere wurden P4-Konzentrationen <1 ng/ml gemessen. Dies zeigt, dass durch eine gute Überwachung der Rezipienten nichtträchtige Tiere frühzeitig erkannt und resynchronisiert könnten. Optional kann auch die natürliche Brunst der Tiere genutzt werden.

Im späteren Verlauf der Versuche wurden die Progesteronkonzentrationen nur bei den trächtigen Tieren weiter verfolgt. Die gemessenen mittlere P4-Werte lagen im Bereich von 4,5-5,8 ng/ml und ähneln damit den Ergebnissen anderen Autoren (REMSEN et al. 1982; NIEMANN et al. 1985; C.J. SILVA et al. 2002; VAESSEN 2003; SIQUEIRA et al. 2009).

Bei den mit CIDR® behandelten trächtigen Tieren wurden der mittlere höchste Gesamtöstrogenwert einen Tag vorher gemessen als bei den mit PRID® alpha behandelten Tieren. Dies könnte in Zusammenhang mit dem relativ früheren Brunsteintritt der mit CIDR® behandelten Tiere stehen. Ähnliche Beobachtungen wurden in Untersuchungen von BROADBENT et al. (1993) beschrieben. Wie bereits bekannt, folgt der LH-Peak einige Stunden nach dem höchsten Östrogenspiegel und der dominante Follikel ovuliert 12-24 Stunden später (GRUNERT 1999a). Der in der eigenen Untersuchung bei trächtigen Tieren nachgewiesene Anstieg der Gesamtöstrogen-Konzentrationen nach der Gabe von PGF2α erreichte in den Untersuchungen von J.P. ROCHE (unveröffentlicht) bereits 24-30 h nach der Injektion des Prostaglandins seinen Höhepunkt. Bei den unbehandelten Tieren trat das E2-Maximum auf niedrigerem Niveau erst 54 h nach der PGF2α-Gabe auf. Da die Proben zur Bestimmung von E2 in einem Intervall von 24 h entnommen wurden, lässt sich lediglich die Bestimmung des Gesamtöstrogen-Maximums auf ± 12 h festlegen.

Fazit:

Die in der vorliegenden Arbeit durchgeführten Brunstsynchronisationsprogramme wiesen keine wesentlichen Unterschiede hinsichtlich des Synchronisationserfolgs zueinander auf.

Es konnte kein Zusammenhang zwischen dem Grad der Ausprägung der Brunstsymptome nach der Synchronisation und dem erzielten Trächtigkeitserfolg erkannt werden.

Weiterhin deuten die durchgeführten Untersuchungen darauf hin, dass eine hohe P4-Anfangskonzentration bzw. ein zu schneller Anstieg der selbigen bei der Behandlung einen negativen Einfluss auf die Umwandlung des Endometriums und die Etablierung der Trächtigkeit haben könnte. Dieser Umstand könnte möglicherweise zu einer Erhöhung der embryonalen Mortalitätsrate führen.

Um diese Vermutung zu bestätigen, bedarf es jedoch weiterführender Untersuchungen im Hinblick auf die Veränderung des Endometriums und des CL-Aufbaus nach der Behandlung mit dem jeweiligen Präparat.

6. Zusammenfassung

Ruzanna Hovsepyan

Einsatz verschiedener Progesteronpräparate (CIDR®, PRID®) in Kombination mit einer Prostaglandin-Applikation zur Brunstsynchronisation von Empfängertieren für den Embryotransfer

Ziel der vorliegenden Arbeit war es, die Eignung verschiedener Progesteron-Präparate (PRID® alpha oder CIDR®) in Kombination mit einer Prostaglandin-Applikation für die Brunstsynchronisation beim Rind zu untersuchen. CIDR®-1,38g Progesteron-Vaginalspangen sind seit März 2008 für die Anwendung beim Rind zugelassen. Das Anwendungsgebiet liegt in der Kontrolle des Brunstzyklus bei zyklischen Tieren, einschließlich der Brunstsynchronisation. Die mit der CIDR®-Spange erzielten Ergebnisse wurden mit den Ergebnissen der PRID® alpha 1,55 g Progesteron-Spirale verglichen.

Empfängertiere der Rasse Fleckvieh des BVN (Brandhof) wurden zufällig in zwei Gruppen aufgeteilt und erhielten unabhängig vom Zyklusstand für sieben Tage entweder eine Spange (CIDR®) oder eine Spirale (PRID® alpha). Einen Tag vor Entfernen des Implantats wurde allen Tieren ein Prostaglandinpräparat (Estrumate®, 2ml pro Tier) verabreicht. Gemäß Herstellerangaben ist mit einem Eintritt der Brunst 48 bis 72 Stunden nach dem Entfernen der Spirale/Spange zu rechnen. Die Brunstbeobachtung wurde 3 Tage nach der Entnahme des Implantats durchgeführt. Neun Tage nach Entfernen des Implantats erfolgte der Transfer tiefgefrorener/aufgetauter Embryonen. Die Auswahl der Empfängertiere erfolgte dabei anhand der Größe und Qualität der gebildeten Gelbkörper. Die rektale Trächtigkeitsuntersuchung erfolgte am 21., 30. sowie am 42. Tag der Trächtigkeit. Um den Verlauf der Plasmaprogesteronkonzentration während des Zyklus bzw. der Frühträchtigkeit zu bestimmen, wurden in bestimmten zeitlichen Abständen Blutproben entnommen und mittels ELISA auf Progesteron und an einigen Tagen auch auf Gesamtöstrogene hin untersucht.

Insgesamt wurden im Rahmen der Studie 68 Färsen untersucht, wovon 43 eine PRID® alpha-Spirale und 25 eine CIDR®-Spange erhielten. Von den untersuchten Tieren verloren drei die Spirale (PRID® alpha) und eines die Spange (CIDR®). Nach zwei Tagen waren 62 der 64 verblieben Versuchstiere brünstig [PRID - 38 Tiere (95%) und CIDR - 24 Tiere

(100%)]. Im Zuge der rektalen Gelbkörperkontrolle erwiesen sich 56 der Tiere als ET-tauglich [PRID 34 Tiere (89,5%) und CIDR 22 Tiere (92,0%)].

Am 30. Tag der Trächtigkeit lag die Trächtigkeitsrate der mit PRID behandelten Tiere bei 47% (16 Tiere), die damit signifikant niedriger war als die der mit CIDR behandelten Tiere [64% (14 Tiere)]. Im weiteren Versuchsverlauf wurden keine weiteren Embryonalverluste festgestellt.

Die Verläufe der mittleren Plasmaprogesteronkonzentrationen beider eingesetzter Gestagenpräparate wiesen prinzipiell eine hohe Ähnlichkeit zueinander auf. Lediglich während der ersten zwei Stunden nach dem Einsetzen der Spirale wurden bei den PRID-Tieren deutlich höhere Progesteronkonzentrationen im Blutplasma festgestellt als bei den CIDR-Tieren. Dies könnte auf die größere Oberfläche der PRID-Spirale zurückzuführen sein, die eine schnellere Adsorption der abgegeben Stoffe durch das Blut zu begünstigen scheint. Es besteht der Verdacht, dass ein zu schneller Anstieg der Anfangskonzentration bei der Behandlung einen negativen Einfluss auf die Umwandlung von der Proliferations- in die Sekretionsphase des Endometriums und damit auf die Etablierung einer Trächtigkeit haben könnte.

Die Ergebnisse zeigen, dass beide Präparatanwendungen prinzipiell gut mit einer späteren PGF2α-Injektion, einen Tag vor der Präparatentnahme, kombiniert werden können und sich dabei ausreichend hohe Synchronisations- und Trächtigkeitsraten erzielen lassen. Damit erwiesen sich in dieser Studie CIDR®-Vaginalspangen gegenüber PRID® alpha-Spiralen als leicht vorteilhaft im Hinblick auf die Erzielung hoher Trächtigkeitsraten.

7. Summary

Ruzanna Hovsepyan

Use of different progesterone devices (CIDR®, PRID®) for oestrus synchronisation of recipients for embryo Transfer

The purpose of this thesis was to examine the use of different progesterone applications (PRID alpha or CIDR) in conjunction with a prostaglandin application for estrus synchronization of cattle. Since March 2008 CIDR-1.38 g Progesterone intra-vaginal devices are approved for use in cattle including synchronization of estrus. The results obtained from the CIDR intra-vaginal device were compared with the results of the PRID alpha 1.55 g progesterone intra-vaginal device.

For the examination the recipients of Simmental breed (BVN, Brandhof) were randomly assigned to two groups.

Regardless of the cyclic status in one group CIDR intra-vaginal devices were inserted, the other animals were treated with PRID alpha intra-vaginal devices for seven days. One day prior the removal of the implants all animals were given a prostaglandin analogue (Cloprostenol, Estrumate, 2ml/cow). According to manufacturer's data sheet, oestrus will be detected within the next 48 to 72 hours after removal of the intra-vaginal devices. The oestrus was examined during the first three days after the intra-vaginal devices have been taken out. Nine days after the oestrus, frozen/thawed embryos were transferred. Criteria for recipient selection based on the size and quality of corpus luteum. Rectal palpation for pregnancy diagnosis was carried out at Day 21, 30 and 42. To determine plasma progesterone concentrations during the cycle and during early pregnancy, blood samples were taken in intervals and tested via ELISA. Additionally same samples have been analyzed for total estrogen with the same methode.

During the study a total of 68 heifers were tested, of which 43 were inserted with PRID alpha intra-vaginal devices and 25 were inserted with CIDR intra-vaginal devices. Three of the animals lost the PIRD alpha intra-vaginal device and one lost the CIDR intra-vaginal device. After two days 62 of the remaining animals returned to oestrus [PRID - 38 animals (95%) and CIDR – 24 animals (100%)]. Rectal examination of corpus luteum revealed that

56 animals were suitable for embryonic transfer [PRID 34 animals (89.5%) and CIDR 22 animals (92 %)].

At Day 30, 47% (16 animals) of animals treated with PRID were pragnent, which was significantly lower than the number of animals treated with CIDR [64% (14 animals)]. No other losses of embryos were recorded.

Generally, the average concentrations of plasma progesterone of both used gestagenic compounds were similar. However, during the first two hours after inserting the device, animals treated with PRID had a much higher plasma concentration of progesterone compared to animals carrying a CIDR device. This may be caused by the larger surface of the PRID device, which seems to support a faster adsorption of the compounds by the vaginal epithelium. These high concentrations at the beginning might possibly have a negative influence on the change from proliferation to secretion of the endometrium, and therefore negatively affect the establishment of a pregnancy.

The results proved a good compatibility of both compounds, combined with a later injection of PGF2alpha one day prior of the removal of the devices. Sufficiently high rates of synchronization and pregnancy can be obtained. In this study the CIDR intra-vaginal device proved to be superior to PRID alpha intra-vaginal device, when focusing on high pregnancy rates.

8. Literaturverzeichnis

ALAN, K. u. GOFF (2004):

Steroid Hormone Modulation of Prostaglandin Secretion in the Ruminant Endometrium During the Estrous Cycle.

Biol. Reprod. 71, 11-16

ALNIMER, M. A. u. W. F. LUBBADEH (2008):

Effect of progesterone (P4) intravaginal device (CIDR) to reduce embryonic loss and to synchronize return to oestrus of previously timed inseminated lactating dairy cows.

Anim Reprod Sci 107, 36-47

AUSTIN, E. J., M. MIHM, M. P. RYAN, D. H. WILLIAMS u. J. F. ROCHE (1999):

Effect of duration of dominance of the ovulatory follicle on onset of estrus and fertility in heifers.

J Anim Sci 77, 2219-2226

BARILE, V. L., A. GALASSO, E. MARCHIORI, C. PACELLI, N. MONTEMURRO u. A. BORGHESE (2001):

Effect of PRID treatment on conception rate in mediterranean buffalo heifers.

Livestock Prod Sci 68, 283-287

BAZER, F. W., J. L. VALLET, R. M. ROBERTS, D. C. SHARP u. W. W. THATCHER (1986):

Role of conceptus secretory products in establishment of pregnancy.

J. Reprod. Fertil. 76, 841-850

BELTMAN, M. E. (2008):

Zusammenfassung der Daten zu CIDR für Pfizer, Universität Dublin (unveröffentlicht).

BÓ, G. A., P. S. BARUSELLI, D. MORENO, L. CUTAIA, M. CACCIA, R. TRÍBULO, H. TRÍBULO u. R. J. MAPLETOFT (2002):

The control of follicular wave development for self-appointed embryo transfer programs in cattle.

Theriogenology 57, 53-72

BREM, G. (1999):

Embryotransfer und assozierte Techniken

in: E. GRUNERT u. M. BERCHTOLD (Hrsg.):Fertilitätsstörungen beim weiblichen Rind.

Parey, Berlin,Wien, S. 361-380

BROADBENT, P. J., L. D. TREGASKES, D. F. DOLMAN, M. F. FRANKLIN u. R. L. JONES (1993):

Synchronization of estrus in embryo transfer recipients after using a combination of PRID or CIDR-B plus PGF2α.

Theriogenology 39, 1055-1065

BULMAN, D. C., P. E. MCKIBBIN, W. T. APPLEYARD u. G. E. LAMMING (1978):

Effect of a progesterone-releasing intravaginal device on the milk progesterone levels, vaginal flora, milk yield and fertility of cyclic and non-cyclic dairy cows.

J. Reprod. Fertil. 53, 289-296

BUSCH, W. (1975):

Steuerung der Fortpflanzungsfunktionen mit Hormonen

in: F. DÖCKE (Hrgs.): Veterinärmedizinische Endokrinologie. S. 653-671.

Gustav Fischer Verlag, Stuttgart

BROADBENT, P. J., M. STEWART u. D. F. DOLMAN (1991):

Recipient management and embryo transfer.

Theriogenology 35, 125-139

BUSCH, W. u. D. WABERSKI (2007):

Künstliche Besamung bei Haus- und Nutztiere.

Schattauer, Stuttgart, New York

CASSIMIRO DE ARAUJO BERBER, R., ED HOFFMAN MADUREIRA u. PIETRO SAMPAIO BARUSELLI (2002):

Comparison of two Ovsynch protocols (GnRH versus LH) for fixed timed insemination in buffalo (Bubalus bubalis).

Theriogenology 57, 1421-1430

CHEBEL, R. C., D. G. B. DEMÉTRIO u. J. METZGER (2008):

Factors affecting success of embryo collection and previous transfer in large dairy herds.

Theriogenology 69, 98-106

CHENAULT, J. R., J. F. BOUCHER, K. J. DAME, J. A. MEYER u. S. L. WOOD-FOLLIS (2003):

Intravaginal Progesterone Insert to Synchronize Return to Estrus of Previously Inseminated Dairy Cows.

J. Dairy Sci. 86, 2039-2049

CHRISTIE, W. B., R. NEWCOMB u. L. ROWSON (1980):

Non-Surgical transfer of bovine eggs: Investigation of some factors affecting embryo survival.

The Veterinary Record 106, 190-193

COLEMAN, D. A., R. A. DAILEY, R. E. LEFFEL u. R. D. BAKER (1987):

Estrous Synchronization and Establishment of Pregnancy in Bovine Embryo Transfer Recipients.

J Dairy Sci 70, 858-866

CURTIS, J. L., R. P. ELSDEN u. G. E. SEIDEL (1981):
Non-surgical transfer of bovine embryos (Abstrakt).
Theriogenology 15, 124 15, 124

DÄSSLER, C.-G. (1975):
Chemie, Biochemie und Nachweis der Steroidhormone
in: F. DÖCKE (Hrsg.): Veterinärmedizinische Endokrinologie: S. 37-53.
Gustav Fischer Verlag, Stuttgart

DELETANG, F. (2000):
PRID: a rational medical and management strategy.
Sanofi, Sante Animale, Frankreich, Libourne cedex,

DELETANG, F. (2003):
PRID: a rational medical and management strategy.
Sanofi, Sante Animale, Frankreich, Libourne

DIAZ, F. J., L. E. ANDERSON, WU YL, A. RABOT, TSAI SJ u. M. C. WILTBANK (2002):
Regulation of progesterone and prostaglandin F2alpha production in the CL.
Mol Cell Endocrinol. 31, 65-80

DONALDSON, L. E. (1985):
Matching of embryo stages and grades with recipient oestrous synchrony in bovine embryo transfer.
The Veterinary Record 117, 489-491

DÖCKE, F. (1975):
Veterinärmedizinische Endokrinologie.
Gustav Fischer Verlag, Stuttgart

EDGERTON, L. A., M. A. KAMINSKI u. W. J. SILVIA (2000):

Effects of Progesterone and Estradiol on Uterine Secretion of Prostaglandin F2αin Response to Oxytocin in Ovariectomized Sows.

62, 365–369

ENGLAND, B. G., H. J. KARAVOLAS, E. R. HAUSER u. L. E. CASIDA (1973):

Ovarian Follicular Estrogens in Angus Heifers.

J. Anim Sci. 37, 1176-1179

FIELDS, M. J. u. P. A. FIELDS (1996):

Morphological characteristics of the bovine corpus luteum during the estrous cycle and pregnancy.

Theriogenology 45, 1295-1325

GARCIA, A. u. M. SALAHEDDINE (2000):

Ultrasonic Morphologie of the Corpora lutea und Central Luteal Cavities during Selektion of Recipients for Embryo Transfer.

Reprod. Domestic. Anim. 35, 113-118

GEARY, T. W., J. C. WHITTIER, E. R. DOWNING, D. G. LEFEVER, R. W. SILCOX, M. D. HOLLAND, T. M. NETT u. G. D. NISWENDER (1998):

Pregnancy rates of postpartum beef cows that were synchronized using Syncro-Mate-B or the Ovsynch protocol.

J. Anim Sci 76, 1523-1527

GEARY, T. W., J. C. WHITTIER, D. M. HALLFORD u. M. D. MACNEIL (2001):

Calf removal improves conception rates to the Ovsynch and CO-Synch protocols.

J. Anim Sci 79, 1-4

GELDERMANN, H. (2005):

Tier-Biotechnologie.

Ulmer, Stuttgart (Hohenheim)

GIFFORD, C. A., A. M. ASSIRI, M. C. SATTERFIELD, T. E. SPENCER u. T. L. OTT (2008):

Receptor Transporter Protein 4 (RTP4) in Endometrium, Ovary, and Peripheral Blood Leukocytes of Pregnant and Cyclic Ewes.

Biol. Reprod. 79, 518–524

GOUVEIA NOGUEIRA, M. F., D. S. MELO, L. M. CARVALHO, E. J. FUCK, L. A. TRINCA u. C. MORAES BARROS (2004):

Do high progesterone concentrations decrease pregnancy rates in embryo recipients synchronized with PGF2α and eCG?

Theriogenology 61, 1283-1290

GÖRLACH, A. (1997):

Embryotransfer beim Rind.

Ferdinand Enke Verlag, Stuttgart

GREVE, T., H. CALLESEN, P. HYTTEL, R. HØIER u. R. ASSEY (1995):

The effects of exogenous gonadotropins on oocyte and embryo quality in cattle.

Theriogenology 43, 41-50

GRUNERT, E. (1999a):

Sexualzyklus

in: E. GRUNERT u. M. BERCHTOLD (Hrsg.):Fertilitätsstörungen beim weiblichen Rind.

Parey, Berlin,Wien, S. 3-12

GRUNERT, E. (1999b):

Untersuchungsverfahren im Rahmen der Fertilitätskontrolle

in: E. GRUNERT u. M. BERCHTOLD (Hrsg.):Fertilitätsstörungen beim weiblichen Rind.

Parey, Berlin,Wien, S. 29-61

GRUNERT, E. u. M. BERCHTOLD (1999):
Fertilitätsstörungen beim weiblichen Rind.
Parey, Berlin,Wien

GRUNERT, E. u. H. ZERBE (1999):
Grundlagen der Hormontherapie
in: E. GRUNERT u. M. BERCHTOLD (Hrsg.):Fertilitätsstörungen beim weiblichen Rind.
Parey, Berlin,Wien, S. 159-181

GÜMEN, A., J. N. GUENTHER u. M. C. WILTBANK (2003):
Follicular Size and Response to Ovsynch Versus Detection of Estrus in Anovular and Ovular Lactating Dairy Cows.
J. Dairy Sci. 86, 3184-3194

HANSEL, W., H. ALILA, J. DOWD u. R. MILVAE (1991):
Differential origin and control mechanisms in small and large bovine luteal cells.
J Reprod Fertil Suppl. 43, 77-89

HASLER, J. F., A. D. MCCAULEY, W. F. LATHROP u. R. H. FOOTE (1987):
Effect of donor-embryo-recipient interactions on pregnancy rate in a large-scale bovine embryo transfer program.
Theriogenology 27, 139-168

HEUWIESER, W. u. R. MANSFELD (1999):
Östrussynchronisation
in: E. GRUNERT u. M. BERCHTOLD (Hrsg.):Fertilitätsstörungen beim weiblichen Rind.
Parey, Berlin,Wien, S. 3-12

HEYMAN, Y. (1985):
Factors affecting the survival of whole and half-embryos transferred in cattle.
Theriogenology 23, 63-75

HOFFMANN, B. (1999):
Regulation der Sexualfunktionen
in: E. GRUNERT u. M. BERCHTOLD (Hrsg.):Fertilitätsstörungen beim weiblichen Rind.
Parey, Berlin,Wien, S. 13-28

HOMMEL, H. u. U. FISCHER (1975):
Prostaglandine
in: F. DÖCKE (Hrgs.): Veterinärmedizinische Endokrinologie S. 557-566.
Gustav Fischer Verlag, Stuttgart

ILL-HWA KIMA, GUK-HYUN SUHB, UI-HYUNG KIMA u. H.-G. KANG (2006):
A CIDR-based timed AI protocol can be effectively used for dairy cows with follicular cysts.
Anim Reprod Sci 95, 206-213

IRELAND, J. J., P. B. COULSON u. R. L. MURPHREE (1979):
Follicular Development during Four Stages of the Estrous Cycle of Beef Cattle.
J. Anim Sci. 49, 1261-1269

IRELAND, J. J., M. MIHM, E. AUSTIN, M. G. DISKIN u. J. F. ROCHE (2000):
Historical Perspective of Turnover of Dominant Follicles During the Bovine Estrous Cycle: Key Concepts, Studies, Advancements, and Terms.
J. Dairy Sci 83, 1648-1658

IRELAND, J. J., R. L. MURPHEE u. P. B. COULSON (1980):
Accuracy of Predicting Stages of Bovine Estrous Cycle by Gross Appearance of the Corpus Luteum.
J Dairy Sci 63, 155-160

JANOWITZ, U. (1994)
Untersuchung zu Einflussfaktoren auf den Transfererfolg bei empfänger in rahmen des Embryotransfers beim Rind (Diss.).
Justus-Liebig Universität, Gießen,

JANOWITZ, U. (2008):

Tierärztliches Furchtbarkeitsmanagement in Milchviehbetrieb - an welchen Schrauben kann man drehen?.

Fortbildungskurs der Bayer. Landestierärztekammer, durchgeführt zusammen mit der CEVA TIERGESUNDHEIT GmbH,

Produktmanagerin BERGMANN, P.

am 30. Okt. 2008 in Feuchtwangen.

JOBST, M. S., R. L. NEBEL, M. L. MCGILLIARD u. K. D. PELZER (2000):

Evaluation of Reproductive Performance in Lactating Dairy Cows with Prostaglandin F2alpha, Gonadotropin-Releasing Hormone, and Timed Artificial Insemination.

J. Dairy Sci 83, 2366-2372

JONES, A. L. u. G. C. LAMB (2008):

Nutrition, synchronization, and management of beef embryo transfer recipients.

Theriogenology 69, 107-115

JUENGEL, J. u. G. NISWENDER (1999):

Molecular regulation of luteal progesterone synthesis in domestic ruminants.

J Reprod Fertil Suppl. 54, 193-205

KASTELIC, J. P., R. A. PIERSON u. O. J. GINTHER (1990):

Ultrasonic morphology of corpora lutea and central luteal cavities during the estrous cycle and early pregnancy in heifers.

Theriogenology 34, 487-498

KANITZ, W. u. F. BECKER (2005):

Sind Verfahren der Brunst- und Ovulationssteuerung praktipable und erfolgreiche Alternativen zur konventionellen Brunstfeststellung und Besamung?

Züchtungskunde 77, 128-139

KASTELIC, J. P., R. A. PIERSON u. O. J. GINTHER (1990):

Ultrasonic morphology of corpora lutea and central luteal cavities during the estrous cycle and early pregnancy in heifers.

Theriogenology 34, 487-498

KEIDEL, W. D. (1985):

Kurzgefasstes Lehrbuch der Physiologie.

Georg Thieme Verlag, Stuttgart, New York

KITO, S., K. OKUDA, K. MIYASAVA u. K. SATO (1986):

study on the appearance of the cavity in the corpus luteum of cows bei using ultrasonnic scanning.

Theriogenology 25, 325-333

KOOLMAN, J. u. K.-H. RÖHM (2004):

Наглядная биохимия (Taschenatlas der Biochemie) (russ.).

Мир ("Mir"), Москва (Moscow)

LAMB, G. C., J. S. STEVENSON, D. J. KESLER, H. A. GARVERICK, B. D.R. u. B. E. SALFEN (2001):

Inclusion of an intravaginal progesterone insert plus GnRH and prostaglandin F2alpha for ovulation control in postpartum suckled beef cows.

J Anim Sci 79, 2253-2259

LANE, E. A., E. J. AUSTIN, J. F. ROCHE u. M. A. CROWE (2001):

The effect of estradiol benzoate or a synthetic gonadotropin-releasing hormone used at the start of a progesterone treatment on estrous response in cattle.

Theriogenology 56, 79-90

LAVEN, R. A., H. J. BIGGADIKE, M. J. PROVEN, S. HALFACRE u. L. R. TICKLE (2000):
Changes in vaginal microbiology associated with the use of progesterone-releasing intravaginal devices.
Vet Rec. 146, 760-762

LEIDENBERGER, F., T. STROWITZKI u. O. ORTMANN (2004):
Klinische Endokrinologie für Frauenärzte.
Springer, Deutschland,

LOONEY, C. R., J. S. NELSON, H. J. SCHNEIDER u. D. W. FORREST (2006):
Improving fertility in beef cow recipients.
Theriogenology 65, 201-209

LOONEY, C. R., J. S. NELSON, H. J. SCHNEIDER u. D. W. FORREST (2006):
Improving fertility in beef cow recipients.
Theriogenology 65, 201-209

LOONEY, C. R., J. W. ROBERTS, M. JONES, M. L. DAY, J. C. ANDERSON, H. D. HAFS u. D. W. FORREST (1999):
Synchrony and conception to insemination or embryo transfer in beef females treated with an intravaginal progesterone releasing device with or without an injection of estradiol.
Theriogenology 51, 266

LOWMAN, B. G. (1985):
Feeding in relation to suckler cow management and fertility (Abstract).
The Veterinary Record 117, 80-85

LUCY, M. C., S. MCDOUGALLB u. D. P. NATIONC (2004):
The use of hormonal treatments to improve the reproductive performance of lactating dairy cows in feedlot or pasture-based management systems.
Anim. Reprod. Sci. 82-83, 495-512

LUCY, M. C., H. J. BILLINGS, W. R. BUTLER, L. R. EHNIS, M. J. FIELDS, D. J. KESLER, J. E. KINDER, R. C. MATTOS, R. E. SHORT, W. W. THATCHER, R. P. WETTEMANN, Y. J.V. u. H. D. HAFS (2001):

Efficacy of an intravaginal progesterone insert and an injection of PGF2alpha for synchronizing estrus and shortening the interval to pregnancy in postpartum beef cows, peripubertal beef heifers, and dairy heifers.

J Anim Sci 79, 982-995

MACMILLAN, K. L., B. V. E. SEGWAGWE u. P. C. S. (2003):

Associations between the manipulation of patterns of follicular development and fertility in cattle.

Anim. Reprod. Sci. 78, 327-344

MACMILLAN, K. L. u. A. M. DAY (1982):

Prostaglandin F(2alpha) - A fertility drug in dairy cattle?

Theriogenology. 18, 245-253

MACMILLAN, K. L., A. M. DAY u. J. F. SMITH (1980):

Onset of oestrus and fertility in lactating dairy cows injected with an analogue of prostaglandin F2α, cloprostenol.

Anim Reprod Sci. 3, 171-180

MACMILLAN u. A. J. PETERSON (1993):

A new intravaginal progesterone releasing device for cattle (CIDR-B) for oestrous synchronisation, increasing pregnancy rates and the treatment of post-partum anoestrus.

Anim Reprod Sci 33, 1-25

MACMILLAN, K. L., V. K. TAUFA, D. R. BARNES u. A. M. DAY (1991):

Plasma progesterone concentrations in heifers and cows treated with a new intravaginal device.

Anim Reprod Sci 26, 25-40

MANN, G. E., G. E. LAMMING u. J. H. PAYNE (1998):
Role of early luteal phase progesterone in control of the timing of the luteolytic signal in cows.
J. Reprod. Fertil. 113, 47-51

MAGOFFIN, D. (2005):
Ovarian theca cell.
Int J Biochem Cell Biol. 37, 1344-1349

MAPLETOFT, R. J., C. E. LINDSELL u. V. PAWLYSHYN (1986):
Effects of clenbuterol, body condition and non-surgical embryo transfer equipment on pregnancy rates in bovine recipients.
Theriogenology 25, 172

MARTÍNEZ, A. G., G. M. BROGLIATTI, A. VALCARCEL u. M. A. D. L. HERAS (2002):
Pregnancy rates after transfer of frozen bovine embryos: a field trial.
Theriogenology 58, 963-972

MARTINEZ, M. F., J. P. KASTELIC, G. P. ADAMS u. R. J. MAPLETOFT (2002):
The use of a progesterone-releasing device (CIDR-B) or melengestrol acetate with GnRH, LH, or estradiol benzoate for fixed-time AI in beef heifers.
J. Anim. Sci. 80, 1746-1751

MARTÍNEZ, M. F., J. P. KASTELIC, G. A. BÓ, M. CACCIA u. R. J. MAPLETOFT (2005):
Effects of oestradiol and some of its esters on gonadotrophin release and ovarian follicular dynamics in CIDR-treated beef previous cattle.
Anim Reprod Sci 86, 37-52

MEYER, H. H., H. SAUERWEIN u. B. M. MUTAYOBA (1990):
Immunoaffinity chromatography and a biotin-streptavidin amplified enzymeimmunoassay for sensitive and specific estimation of estradiol-17 beta.
J Steroid Biochem 35, 263-269

MEINECKE, B. (2005a):
Endokrinologie
in: Wolfgang von Engelhardt, Breves, G (Hrsg.): Physiologie der Haustiere, S. 470-494.
Enke Ferdinand Verlag, Stuttgart

MEINECKE, B. (2005b):
Reproduktion
in: Wolfgang von Engelhardt, Breves, G (Hrsg.): Physiologie der Haustiere, S. 495-517.
Enke Ferdinand Verlag, Stuttgart

MENEGHETTI, M., O. G. SÁ FILHO, R. F. G. PERES, G. C. LAMB u. J. L. M. VASCONCELOS (2009):
Fixed-time artificial insemination with estradiol and progesterone for Bos indicus cows I: Basis for development of protocols.
Theriogenology 72, 179-189

MIALOT, J. P., F. CONSTANT, P. DEZAUX, B. GRIMARD, F. DELETANG u. A. A. PONTER (2003):
Estrus synchronization in beef cows: comparison between GnRH+PGF2α+GnRH and PRID+PGF2α+eCG.
Theriogenology 60, 319-330

MIALOT, J. P. (1995):
PRID therapy for beef-sukler cows/Recent trials
in: DELETANG, F.:PRID: a rational medical and management strategy.
Sanofi, Sante Animale, Frankreich, Libourne cedex, S. 98 99

MIALOT, J. P. (1996):
An effective combination for synchronising the oestrus of autumn calving beef-suckler cows
in: DELETANG, F.:PRID: a rational medical and management strategy.
Sanofi, Sante Animale, Frankreich, Libourne cedex, S. 99

MIHM, M., N. CURRAN, P. HYTTEL, P. G. KNIGHT, M. P. BOLAND u. J. F. ROCHE (1999):

Effect of dominant follicle persistence on follicular fluid oestradiol and inhibin and on oocyte maturation in heifers.

J. Reprod. Fertil. 116, 293-304

MIHM, M., P. J. BAKER, J. L. H. IRELAND, G. W. SMITH, P. M. COUSSENS, A. C. O. EVANS u. J. J. IRELAND (2006):

Molecular Evidence That Growth of Dominant Follicles Involves a Reduction in Follicle-Stimulating Hormone Dependence and an Increase in Luteinizing Hormone Dependence in Cattle.

Biol. Reprod. 74, 1051-1059

MILLER, W. (1988):

Molecular biology of steroid hormone synthesis.

Endocr Rev. 295-318

MILLER, W. L. (1995):

Mitochondrial specificity of the early steps in steroidogenesis.

J. Steroid Biochem. Molec. Biol. 55, 607-616

MORENO, D., L. CUTAIA, H. TRÍBULO, R. TRÍBULO, M. L. VILLATA, M. CACCIA u. G. A. BÓ (2002):

Effect of the Time of Prostaglandin Administration on Pregnancy Rates in Embryo Recipients Treated With Progesterone Vaginal Devices and Transferred Without Estrus Detection.

In: Annual Meeting International Embryo Transfer Society, Foz do Iguazu, Parana, Brazil (Abstract), Brazil 552

MUWEL, M., F. ELSAESSER u. S. PAUFLER (1982):

Endokrinologische Untersuchungen der peripartalen Periode und des Puerperiums bei Kaninchen.

Reproduction in Domestic Animals, Blackwell Verlag GmbH 2009 17, 165-171

NASSER, L. F., E. L. REIS, M. A. OLIVEIRA, G. A. BÓ u. P. S. BARUSELLI (2004):
Comparison of four synchronization protocols for fixed-time bovine embryo transfer in Bos indicus × Bos taurus recipients.
Theriogenology 62, 1577-1584

NAVANUKRAW, C., D. A. REDMER, L. P. REYNOLDS, J. D. KIRSCH, A. T. GRAZUL-BILSKA u. P. M. FRICKE (2004):
A Modified Presynchronization Protocol Improves Fertility to Timed Artificial Insemination in Lactating Dairy Cows.
J. Dairy Sci. 87, 1551-1557

NIEMANN, H. (1991):
Cryoconservation of ova und embryos from livestock: current status research needs.
Theriogenology 35, 109-124

NIEMANN, H. (1989):
Biotechnologische Studien an präimplantatorischen Embryonen von Rind und Schwein.
Enke Ferdinand Verlag, Stuttgart

NIEMANN, H., B. SACHER u. F. ELSAESSER (1985):
Pregnancy rates relative to recipient plasma progesterone levels on the day of nonsurgical transfer of frozen/thawed bovine embryos.
Theriogenology 23, 631-639

NIKITINA, V. J. u. M. G. MIROLJUBOVA (2000):
Ветеринарное акушерство, гинекология и биотеххика размножения (Veterinärmedizinische Ginäkologie, Biotechnologie und Geburtshilfe) (russ.).
Колос (Kolos), Москва (Moscow)

NISWENDER, G., J. JUENGEL, P. SILVA, M. ROLLYSON u. E. MCINTUSH (2000):
Mechanisms controlling the function and life span of the corpus luteum.
Physiol Rev. 80, 1-29

NOHNER, H.-P. (2008):
ET bei Fleischrindern. Züchterische Möglichkeiten mit ET.
Besamungsvein Neustadt a.d. Aisch e. V. (keine Veröffentlichung)

OH, S. J., B. S. YANG, S. J. PARK, G. S. IM u. Y. Y. PARK (1999):
Effect of recipient serum metabolites on pregnancy rate following embryo transfer in Korean native cattle.
Theriogenology 51, 268

OHTANI, S., K. OKUDA, NISCHIMURA u. S. MOHRI (1993):
Histological changes in bovine endometrium during the estrous cycle.
Theriogenology 39, 1033-1042

PANCHAUD, P. (2008)
Genexpression während der Follikulogenese bei den Haussäugetieren
Eine Literaturstudie.
München, Institut für Tieranatomie der
Ludwig-Maximilians-Universität München
Lehrstuhl für Tieranatomie II, Habil.-Schr.

PETERS, M. W. u. J. R. PURSLEY (2003):
Timing of final GnRH of the Ovsynch protocol affects ovulatory follicle size, subsequent luteal function, and fertility in dairy cows.
Theriogenology 60, 1197-1204

PETERS, W. M. u. J. R. PURSLEY (2002):
Fertility of Lactating Dairy Cows Treated with Ovsynch after Presynchronization Injections of PGF2{alpha} and GnRH.
J Dairy Sci 85, 2403-2406

PFEFFER, E. (2005):
Verfahren zur Beurteilung des Leistungsstoffwechsels
in: H. GELDERMANN (Hrgs.):Tier-Biotechnologie.
Ulmer, Stuttgart (Hohenheim), S. 517-534

PRAKASH, B. S., H. H. MEYER, E. SCHALLENBERGER u. D. F. VAN DE WIEL (1987):
Development of a sensitive enzymeimmunoassay (EIA) for progesterone determination in unextracted bovine plasma using the second antibody technique.
J Steroid Biochem 28, 623-627

PURCELL, S. H., W. E. BEAL u. K. R. GRAY (2005):
Effect of a CIDR insert and flunixin meglumine, administered at the time of embryo transfer, on pregnancy rate and resynchronization of estrus in beef previous cattle.
Theriogenology 64, 867-878

RATHBON, M. J., C. R. BUNT, C. R. OGLE, S. BURGGRAAF, K. L. MACMILLAN, C. R. BURKEC u. K. L. PICKERING (2002):
Reengineering of a commercially available bovine intravaginal insert (CIDR insert) containing progesterone.
Journal of Controlled Release 85, 105-115

REMSEN, L. G., J. D. ROUSSEL u. A. K. KARIHALOO (1982):
Pregnancy rates relating to plasma progesterone levels in recipient heifers at day of transfer.
Theriogenology 18, 365-372

RENARD, J. P., Y. HEYMAN u. J. P. OZIL (1980):
Importance of gestation losses after non-surgical transfer of cultured and non-cultured bovine blastocysts.(Abstrakt).
Theriogenology 13, 109

RHINEHART, J. D., M. J. STARBUCK-CLEMMER, J. A. FLORES, R. A. MILVAE, J. YAO, D. H. POOLE u. E. K. INSKEEP (2009):

Low peripheral progesterone and late embryonic/early fetal loss in suckled beef and lactating dairy cows.

Theriogenology 71, 480-490

ROBERTSON, I. u. R. E. NELSON (1991):

Certification and identification of the embryo.

IETS Manual 3rd edition, Kapitel 9,

ROCHE, J. F., E. J. AUSTIN, M. RYAN, M. O'ROURKE, M. MIHM u. M. G. DISKIN (1999):

Regulation of follicle waves to maximize fertility in cattle.

J. Reprod. Fertil. 54, 61-71

ROCHE, J. F., E. J. AUSTIN, M. RYAN, M. O'ROURKE, M. MIHM u. M. G. DISKIN (1999):

Regulation of follicle waves to maximize fertility in cattle.

J. Reprod. Fertil. 54, 61-71

ROCHE, J. P. (unveröffentlicht):

PRID General points and the principles behind its activity

in: DELETANG, F., ROCHE J.F., HIVOLER, MIALOT J.P., VAGNEUR M., DREW B., DUCLOS P., ENGUEHARD M., VAN GIESSEN R.C., HAHN J. :PRID: a rational medical and management strategy.

Sanofi, Sante Animale, Frankreich, Libourne cedex, S. 98 99

RODRIGUES, C. A., A. A. TEIXEIRA, R. M. FERREIRA, H. AYRES, R. F. MANCILHA, A. H. SOUZA u. P. S. BARUSELLI (2009):

Effect of fixed-time embryo transfer on reproductive efficiency in high-producing repeat-breeder Holstein cows.

Anim Reprod Sci (im Druck)

SAKASE, M., Y. SEO, M. FUKUSHIMA, M. NODA, K. TAKEDA, S. UENO, T. INABA, H. TAMADA, T. SAWADA u. N. KAWATE (2005):

Effect of CIDR-based protocols for timed-AI on the conception rate and ovarian functions of Japanese Black beef cows in the early postpartum period.

Theriogenology 64, 1197-1211

SCHAMS, D., C. MENZER, E. SCHALLENBERGER, HOFFMANN, A. PROKOPP, B. HAHN u. R. HAHN (2007):

Superovulation beim Rind: Hormonprofile bei Stimulation mit Serum-gonadotropin (PMSG) bzw. hypophysärem FSH*).

Reprod. in Domestic Anim. 14, 11-25

SCHELLANDER, K. (2005a):

Beeinflussung von Geschlechtsreife und -zyklus

in: H. GELDERMANN (Hrgs.):Tier-Biotechnologie.

Ulmer, Stuttgart (Hohenheim), S. 347-350

SCHELLANDER, K. (2005b):

Gewinnung und Übertragung von Embryonen ("Embryotransfer")

in: H. GELDERMANN (Hrgs.):Tier-Biotechnologie.

Ulmer, Stuttgart (Hohenheim), S. 351-359

SCHIPILOV, V. S. u. M. G. MIROLYUBOV (2000):

Embryogewinnung und Übertragung

in: Nikitina, V.J. u. Miroljubova, M.G (Hrgs.): Ветеринарное акушерство, гинекология и биотеххика размножения (Veterinärmedizinische Ginäkologie, Biotechnologie und Geburtshilfe) (russ.).

Колос (Kolos), Москва (Moscow)

SCHNEIDER JR, H. J., R. S. CASTLEBERRY u. J. L. GRIFFIN (1980):

Commercial aspects of bovine embryo transfer.

Theriogenology 13, 73-85

SEIDEL, G. E. (1984):

Applications of Embryo Transfer and Related Technologies to Cattle.

J Dairy Sci 67, 2786-2796

SHORT, R. E., R. A. BELLOWS, R. B. STAIGMILLER, J. G. BERARDINELLI u. E. E. CUSTER (1990):

Physiological mechanisms controlling anestrus and infertility in postpartum beef cattle.

J Anim Sci 68, 799-816

SILVA, C. J., L. L. D. COSTA u. J. R. SILVA (2002):

Plasma progesterone profile und factors affecting embryo-fetal mortality following embryo transfer in dairy cattle.

Theriogenology 58, 51-59

SILVA, P. J., J. L. JUENGEL, M. K. ROLLYSON u. G. D. NISWENDER (2000):

Prostaglandin Metabolism in the Ovine Corpus Luteum: Catabolism of Prostaglandin F2α (PGF2α) Coincides with Resistance of the Corpus Luteum to PGF2α.

Biol. Reprod. 63, 1229–1236

SIQUEIRA, L. G. B., C. A. A. TORRES, E. D. SOUZA, P. L. J. MONTEIRO JR., E. K. N. ARASHIRO, L. S. A. CAMARGO, C. A. C. FERNANDES u. J. H. M. VIANA (2009):

Pregnancy rates and corpus luteum–related factors affecting pregnancy establishment in bovine recipients synchronized for fixed-time embryo transfer.

Theriogenology (im Druck)

SKARZYNSKI, D. J. u. K. OKUDA (1999):

Sensitivity of Bovine Corpora Lutea to Prostaglandin F2α Is Dependent on Progesterone, Oxytocin, and Prostaglandins.

Biol. Reprod. 60, 1292–1298

SLEBODZINSKI, A. (1975):
Gravidität, Geburt und Neugeborenes
in: F. DÖCKE (Hrgs.): Veterinärmedizinische Endokrinologie S. 455-474.
Gustav Fischer Verlag, Stuttgart

SPELL, A. R., W. E. BEAL, L. R. CORAH u. G. C. LAMB (2001):
Evaluating recipient and embryo factors that affect pregnancy rates of embryo transfer in beef cattle.
Theriogenology 56, 287-297

SREENAN, J. M. u. M. G. DISKIN (1987):
Factors affecting pregnancy rate following embryo transfer in the cow.
Theriogenology 27, 99-113

STERRY, R. A., P. W. JARDON u. P. M. FRICKE (2007):
Effect of timing of Cosynch on fertility of lactating Holstein cows after first postpartum and Resynch timed-AI services.
Theriogenology 67, 1211-1216

STEVENSON, J. S., J. A. CARTMILL, B. A. HENSLEY u. S. Z. EL-ZARKOUNY (2003):
Conception rates of dairy cows following early not-pregnant diagnosis by ultrasonography and subsequent treatments with shortened Ovsynch protocol.
Theriogenology 60, 475-483

STEVENSON, J. S., Y. KOBAYASHI u. K. E. THOMPSON (1999):
Reproductive Performance of Dairy Cows in Various Programmed Breeding Systems Including OvSynch and Combinations of Gonadotropin-Releasing Hormone and Prostaglandin F2alpha.
J Dairy Sci 82, 506-515

STEVENSON, J. S. u. A. P. PHATAK (2005):

Inseminations at Estrus Induced by Presynchronization Before Application of Synchronized Estrus and Ovulation.

J. Dairy Sci. 88, 399-405

STROUD, B. u. J. F. HASLER (2006):

Dissecting why superovulation and embryo transfer usually work on some farms but not on others.

Theriogenology 65, 65-76

TERVIT, H. R., M. W. COOPER, P. G. GOOLD u. G. M. HASZARD (1980):

Non-surgical embryo transfer in cattle. .

Theriogenology 13, 63-72 13, 63-72

TÖNHARDT, H. (2007):

Morphologie und Funktion der Sexualorgane

in: W. BUSCH u D. WABERSKI (Hrsg.): Künstliche Besamung bei Haus- und Nutztiere.

Schattauer, Stuttgart, New York, S. 55-72

TRIBULO, R., M. NIGRO, E. BURRY, M. CACCIA, H. TRIBUL u. G. A. BO (1997):

Pregnancy rates in recipients receiving previous CIDR-B devices immediately following embryo transfer.

Theriogenology 47, 372

TSONIS, C. G., R. S. CARSON u. J. K. FINDLAY (1984):

Relationships between aromatase activity, follicular fluid oestradiol-17β and testosterone concentrations, and diameter and atresia of individual ovine follicles.

J. Reprod. Fert. 72, 153-163

VAESSEN, C. (2003)

Untersuchungen zur Eingnung von Empfängertieren im Rahmen des Embryotransfers (Diss.).

München, Tierärztliche Fakultät, Ludwig-Maximilians-Universität München

VOSS, H. J. u. W. HOLTZ (1985):

Controlling estrus in dairy cows — A comparative field study.

Theriogenology 24, 151-162

WATHES, D. C. (1992):

Embryonic mortality and the uterine environment.

J. Endocrinology 134, 321-325

WRENZYCKI, C. u. H. NIEMANN (2007):

Embryo-assoziierte Biothechniken

in: W. BUSCH u D. WABERSKI (Hrsg.): Künstliche Besamung bei Haus- und Nutztiere.

Schattauer, Stuttgart, New York, S. 132-145

ZORANYAN, V. A. u. S. M. NAZARETYAN (1998):

Grundlagen der Genetik und Biotechnologie landwirtschaftlicher Nutztiere (arm.)

Գյուղատնտեսական կենդանիների գենետիկայի և կենսատեխնոլոգիայի հիմունքներ(Զորանյան Վ.Ա., Նազարեթյան Ս.Մ.)

Zangak-97 (ԶԱՆԳԱԿ-97), Yerevan, Երևան

9. Anhang

Tabelle 21: **Mittlere Follikelgröße der Versuchstiere aller Gruppen**
a:b ($p<0,05$), c:d ($p>0,05<0,10$)

		N	$\bar{x}$ (cm)	± SD (cm)	Min (cm)	Max (cm)
Tag 7	Gruppe A	16	0,54	0,27	0	1
	Gruppe C	24	0,56	0,24	0	0,9
	Gruppe B	14	0,45	0,27	0	1
	Gruppe D	10	0,73	0,23	0,4	1
Tag 8	Gruppe A	16	0,67	0,16	0,4	0,9
	Gruppe C	24	0,68	0,27	0	1
	Gruppe B	14	0,72	0,21	0,3	1
	Gruppe D	10	0,83	0,21	0,5	1
Tag 9	Gruppe A	16	0,78	0,17	0,4	1
	Gruppe C	24	$0,77^{b}$	0,35	0	1,2
	Gruppe B	14	$0,83^{b}$	0,17	0,5	1
	Gruppe D	10	$1,04^{a}$	0,32	0,5	1,5
Tag 10	Gruppe A	16	0,34	0,42	0	0,9
	Gruppe C	24	$0,31^{d}$	0,41	0	1
	Gruppe B	14	$0,33^{d}$	0,43	0	1
	Gruppe D	10	$0,44^{c}$	0,67	0	2

Tabelle 22: **Mittlere gemessene Plasmaprogesteronkonzentrationen im Blutplasma der mit CIDR® Vaginalspangen behandelten trächtigen und nichtträchtigen Tiere**

Tag/Minute [d-min]	CIDR tragend $\overline{X}$ [ng/ml]	CIDR tragend ±SD	CIDR tragend MIN	CIDR tragend MAX	CIDR nichttragend $\overline{X}$ [ng/ml]	CIDR nichttragend ±SD	CIDR nichttragend MIN	CIDR nichttragend MAX
-3	1,80	1,41	0,40	4,25	1,28	0,61	0,40	1,91
0-1	1,72	1,49	0,40	4,66	1,93	1,27	0,67	3,75
0-15	2,47	1,44	0,54	4,53	2,11	0,36	1,57	2,57
0-30	2,22	1,23	0,88	4,88	2,43	0,55	1,64	3,01
0-45	2,39	1,60	0,45	6,04	3,03	1,09	2,31	4,95
0-60	2,63	1,64	0,94	5,79	2,25	0,87	0,84	3,20
0-120	2,27	1,24	0,72	4,73	3,44	1,83	1,90	6,51
0-180	2,77	1,49	0,62	4,79	2,57	0,77	1,80	3,75
2	4,62	2,59	1,95	10,80	3,88	0,32	3,54	4,35
6	3,46	2,37	0,92	9,78	2,89	1,48	1,34	5,23
7-1	2,47	1,19	0,82	4,87	1,68	0,52	1,21	2,45
7-15	1,94	0,96	0,40	3,44	1,31	0,43	0,91	1,99
7-30	1,56	0,76	0,40	2,73	1,01	0,36	0,63	1,57
7-45	1,45	0,69	0,40	2,48	1,14	0,33	0,79	1,62
7-60	1,28	0,64	0,40	2,27	1,01	0,47	0,40	1,41
7-120	1,29	0,65	0,40	2,55	0,70	0,22	0,40	0,93
7-180	1,27	0,73	0,40	2,64	0,78	0,29	0,40	1,17
8	1,04	0,64	0,40	2,30	1,08	0,33	0,70	1,50
9	0,76	0,42	0,40	1,80	0,72	0,25	0,40	1,10
10	0,47	0,11	0,40	0,70	0,54	0,19	0,40	0,80
16	2,02	0,58	1,21	2,99	2,27	1,56	0,65	4,53

Tabelle 23: **Mittlere gemessene Plasmaprogesteronkonzentrationen im Blutplasma der mit PRID® alpha behandelten Tiere**
a:b (p≤0,10≥0,05)

Tag/Minute [d-min]	PRID tragend $\overline{X}$ [ng/ml]	PRID tragend ±SD	PRID tragend MIN	PRID tragend MAX	PRID nichttragend $\overline{X}$ [ng/ml]	PRID nichttragend ±SD	PRID nichttragend MIN	PRID nichttragend MAX
Tag -3	2,68	2,34	0,40	7,76	3,25	2,98	0,40	7,33
0-1	1,90	2,06	0,40	6,39	1,98	2,04	0,40	5,08
0-15	3,26	2,48	0,56	8,45	2,97	2,84	1,16	7,78
0-30	3,62	2,54	0,60	8,93	3,58	3,14	1,26	8,61
0-45	4,15	2,77	0,64	9,75	3,55	3,14	1,38	8,90
0-60	3,90	2,57	0,63	8,38	3,15	1,89	1,36	5,33
0-120	3,33	1,89	0,57	7,52	4,00	3,45	1,49	9,39
0-180	3,65	1,92	1,14	8,27	4,21	3,78	0,48	9,94
2	4,50	2,68	2,16	11,97	5,04	2,85	2,28	9,48
6	2,60a	0,86	1,33	3,84	4,20b	3,19	1,07	9,13
7-1	2,51	0,87	0,87	4,22	2,63	0,75	1,96	3,86
7-15	2,03	0,94	0,48	4,65	2,24	1,30	0,95	4,33
7-30	1,62	0,87	0,40	4,03	1,95	1,30	0,64	4,06
7-45	1,66	0,92	0,76	4,55	1,91	1,43	0,67	4,33
7-60	1,33	0,69	0,40	3,09	1,54	0,82	1,00	2,95
7-120	1,12	0,90	0,40	3,87	1,01	0,94	0,40	2,62
7-180	1,06	0,70	0,40	2,78	1,36	0,96	0,40	2,85
8	0,64	0,36	0,40	1,60	1,14	0,75	0,40	2,40
9	0,67	0,43	0,40	2,10	0,92	0,76	0,40	2,20
10	0,50	0,14	0,40	0,80	0,60	0,27	0,40	0,90
16	2,52	1,47	0,74	5,43	2,29	0,64	1,32	2,88

Tabelle 24: **E1+E2+Konjugate-Konzentrationen im Blutplasma der mit CIDR® Spangen behandelten trächtigen und nicht trächtigen Tiere**
a:b ($P \leq 0{,}05$)

Tag/Minute [d-min]	CIDR tragend $\overline{X}$ [pg/ml]	CIDR tragend ±SD	CIDR tragend Min	CIDR tragend Max	CIDR nichttragend $\overline{X}$ [pg/ml]	CIDR nichttragend ±SD	CIDR nichttragend Min	CIDR nichttragend Max
7-1	35,2	11,1	21,9	58,2	45,2	36,9	12,5	98,2
7-180	33,8	12,5	18,4	62,1	42,8	32,5	18,4	97,1
8	48,7[a]	18,2	25,8	89,8	32,5[b]	12,4	17,8	48,2
9	44,9[a]	12,0	24,8	62,8	27,1[b]	9,5	13,9	35,9
10	30,4[a]	8,1	15,1	41,4	18,1[b]	7,3	12,0	28,9

Tabelle 25: **E1+E2+Konjugate-Konzentrationen im Blutplasma der mit PRID® alpha Spiralen behandelten trächtigen und nicht trächtigen Tiere**
a:b (P≤0,05)

Tag/Minute [d-min]	PRID tragend $\overline{X}$ [pg/ml]	PRID tragend ±SD	PRID tragend Min	PRID tragend Max	PRID nichttragend $\overline{X}$ [pg/ml]	PRID nichttragend ±SD	PRID nichttragend Min	PRID nichttragend Max
7-1	30,2[a]	13,6	8,0	57,4	42,3[b]	22,4	19,2	79,3
7-180	29,0	14,5	8,6	62,9	38,3	15,7	15,6	53,3
8	43,6	16,4	21,6	75,4	35,4	8,5	29,2	50,4
9	56,4[a]	15,5	37,9	88,7	38,0[b]	9,8	25,5	47,5
10	24,6	8,2	10,6	36,9	21,9	7,8	11,2	31,6

Tabelle 26: Progesteronkonzentrationen im Blutplasma der mit PRID® alpha und mit CIDR® behandelten trächtigen Tieren nach dem ET

Tage [d]	PRID tragend $\overline{X}$ [ng/ml]	PRID tragend ±SD	PRID tragend Min	PRID tragend Max	CIDR tragend $\overline{X}$ [ng/ml]	CIDR tragend ±SD	CIDR tragend Min	CIDR tragend Max
16	2,52	1,47	0,74	5,43	2,02	0,58	1,21	2,99
23	5,90	3,59	1,59	13,93	5,27	1,65	2,40	9,48
30	4,41	1,97	2,13	10,78	4,52	1,44	1,49	7,46
39	5,84	2,74	1,67	12,22	4,98	2,08	2,77	10,54
51	4,81	2,13	2,40	9,80	4,47	1,65	0,90	8,05

Tabelle 27: Plasmaprogesteronkonzentrationen bei mit PRID® alpha und mit CIDR® behandelten nichtträchtigen Tiereab Tag des Embryotransfers
a:b (p≤0,10≥0,05)

Tage [d]	PRID nichttragend $\overline{X}$ [ng/ml]	PRID nichttragend ±SD	PRID nichttragend Min	PRID nichttragend Max	CIDR nichttragend $\overline{X}$ [ng/ml]	CIDR nichttragend ±SD	CIDR nichttragend Min	CIDR nichttragend Max
16	2,29	0,64	1,32	2,88	2,27	1,56	0,65	4,53
23	6,66[a]	2,36	2,78	9,12	4,22[b]	1,12	2,57	5,48
30	2,22	4,05	0,40	9,47	1,84	2,33	0,40	5,76

Tabelle 28: Plasmaprogesteronkonzentrationen bei allen mit PRID® alpha und CIDR® behandelten Tieren unabhängig vom Trächtigkeitsstatus a:b (p≤0,10≥0,05), c:d (p≤0,05)

Tage/Minute [d-min]	PRID $\overline{x}$ [ng/ml]	PRID ±SD	PRID Min	PRID Max	CIDR $\overline{x}$ [ng/ml]	CIDR ±SD	CIDR Min	CIDR Max
-3	2,82[a]	2,44	0,40	7,76	1,67[b]	1,26	0,40	4,25
0-1	1,92	2,00	0,40	6,39	1,77	1,40	0,40	4,66
0-15	3,19	2,50	0,56	8,45	2,38	1,25	0,54	4,53
0-30	3,61[a]	2,61	0,60	8,93	2,27[b]	1,08	0,88	4,88
0-45	4,01	2,79	0,64	9,75	2,56	1,49	0,45	6,04
0-60	3,73	2,40	0,63	8,38	2,53	1,47	0,84	5,79
0-120	3,49	2,27	0,57	9,39	2,58	1,46	0,72	6,51
0-180	3,78[a]	2,39	0,48	9,94	2,72[b]	1,32	0,62	4,79
2	4,63	2,66	2,16	11,97	4,42	2,23	1,95	10,80
6	2,98	1,75	1,07	9,13	3,31	2,15	0,92	9,78
7-1	2,54	0,82	0,87	4,22	2,26	1,10	0,82	4,87
7-15	2,08[a]	1,00	0,48	4,65	1,78[b]	0,89	0,40	3,44
7-30	1,70[a]	0,96	0,40	4,06	1,42[b]	0,71	0,40	2,73
7-45	1,72[a]	1,03	0,67	4,55	1,37[b]	0,62	0,40	2,48
7-60	1,38	0,71	0,40	3,09	1,21	0,60	0,40	2,27
7-120	1,09	0,89	0,40	3,87	1,14	0,62	0,40	2,55
7-180	1,13	0,75	0,40	2,85	1,14	0,67	0,40	2,64
8	0,76	0,51	0,40	2,40	1,05	0,57	0,40	2,30
9	0,73	0,52	0,40	2,20	0,75	0,38	0,40	1,80
10	0,52	0,18	0,40	0,90	0,49	0,14	0,40	0,80
16	2,47	1,31	0,74	5,43	2,08	0,89	0,65	4,53
23	6,08[c]	3,30	1,59	13,93	4,99[d]	1,57	2,40	9,48
30	3,89	2,67	0,40	10,78	3,82	2,04	0,40	7,46
39	5,84	2,74	1,67	12,22	4,98	2,08	2,77	10,54
51	4,81	2,13	2,40	9,80	4,47	1,65	0,90	8,05

Tabelle 29: E1+E2+Konjugate-Konzentrationen in Blutplasma der mit PRID® alpha und mit CIDR® behandelten Tieren unabhängig vom Trächtigkeitsstatus a:b ($p \leq 0{,}05$)

Tag/Minute [d-min]	PRID $\overline{x}$ [pg/ml]	PRID ±SD	PRID Min	PRID Max	CIDR $\overline{x}$ [pg/ml]	CIDR ±SD	CIDR Min	CIDR Max
7-1	33,05	16,36	8,00	79,27	37,79	20,33	12,49	98,20
7-180	31,19	14,92	8,62	62,89	36,13	19,09	18,40	97,13
8	41,63	15,15	21,60	75,40	44,42	18,05	17,80	89,80
9	51,99[a]	16,25	25,50	88,70	40,20[b]	13,72	13,90	62,80
10	23,94	7,97	10,60	36,90	27,18	9,50	12,00	41,40

10. Abkürzungsverzeichnis

BCR	Body condition score
bTP	b-Trophoblastprotein
CIDR	Controlled Internal Drug Release Device
CL	Corpus luteum
cTP	c-Trophoblastprotein
DIB®	Progesteron Releasing Device (Syntex, Argentinien)
E1	Östron
E2	Östradiol 17ß
E3	Östriol
EB	Estradiol benzoat
eCG	equines Chorion Gonadotropin
EIA	Enzymimmunoassay
ELISA	Enzyme Linked Immunosorbent Assay
ET	Embryotransfer
FSH	Follikel-Stimulierendes Hormon
FTET	Fixed-Time Embryo Transfer
GnRH	Gonadotropin-Releasing-Hormon
GPCR	G-Protein-gekoppelter Rezeptor
HVL	Hypophysenvorderlappen
i.m.	intramuskulär
IETS	International Embryo Transfer Society
IFNT	Interferon-tau (**τ**)
IL1β	Interleukine1β

KB	Künstliche Besamung
LH	Luteinisierendes Hormon
OT	Oxitozyn
OTR	Oxitozyn Rezeptor
p.i	Post insemination
P4	Progesteron
PBL	Periphere Blut-Leukozyte
PBS	Phosphate Buffered Saline
PG	Prostaglandin
$PGF_{2\alpha}$	Prostaglandin-$F_{2\alpha}$
PRID	Progesterone Releasing Intravaginal Device
RTP4	Rezeptor Transporter Protein 4
SSNA	Sanofi, Sante Animale
Std.	Stunde
TAI	Fixed-Time Artificial Insemination
TNFα	Tumornekrosefaktoren α

11. Abbildungsverzeichnis

12. Tabellenverzeichnis

Danksagung

An dieser Stelle möchte ich mich bei allen bedanken, die mich bei der Erstellung dieser Arbeit unterstützt haben.

Mein Dank gilt dem Besamungsverein Neustadt a. d. Aisch e.V. mit den leitenden Direktoren Herrn Dr. Claus Leiding und Herrn Dr. Jörg Aumann für die im Rahmen der Dr.Dr. h.c. Karl-Eibl-Stiftung gewährte, finanzielle Unterstützung.

Herrn Dr. Claus Leiding möchte ich für die Überlassung des Themas und die freundliche Unterstützung und für schnelle und unkomplizierte Hilfe bei allen Problemen danken.

Herrn Dr. Hans-Peter Nohner danke ich für die tatkräftige praktische und fachliche Hilfe. Herzlichen Dank auch an Dr. Adriane Woehl Wenigerkind, Vladimir Walter, Sabine Nöhring, Heidi Göbel, Udo Heller, Gerhard Ernst, Gerhard Rückel und Leo Zwickenpflug und für die Unterstützung bei dieser Arbeit.

Des Weiteren Dank gilt meiner Betreuerin Prof. Dr. Christine Wrenzycki, die sich immer für auftretende Probleme und Schwierigkeiten Zeit genommen hat und mir mit konstruktiven Ratschlägen zur Seite stand.

Meiner Mitdoktorandin Frau Ursel Fucker möchte ich mich für die persönliche Unterstützung bedanken.

Bei Herrn Prof. Dr. Henning Willeke bedanke ich mich herzlichst für den freundlichen Rat bei der elektronischen Datenerfassung und der statistischen Auswertung.

Für die Durchführung der Hormonanalysen und die Beratung in Fragen der Endokrinologie beim endokrinologisches Labor der Klinik für Rinder der Tierärztliche Hochschule Hannover bin ich Frau Dr. Nicola Beindorff und deren Mitarbeiterinnen zu großem Dank verpflichtet.

Ganz großer Dank gilt zudem meinen lieben Eltern: Aida Hovhannisyan und Sasun Hovsepyan, die mir während des gesamten Studiums stets eine Stütze waren. Nicht vergessen will ich auch den Verdienst meiner guten Freunde und Geschwister, insbesondere von Lenochka, Syuzlik, Saqo, Karine, Mariam und Schuschan, mit denen ich während der letzten Jahre viel Zeit verbracht und unzählige schöne Erlebnisse geteilt habe.

Mein wichtigster Dank gilt jedoch meinem **fränkischen** Freund Ben, ohne dessen Vertrauen, Geduld und Unterstützung dies nicht möglich gewesen wäre.

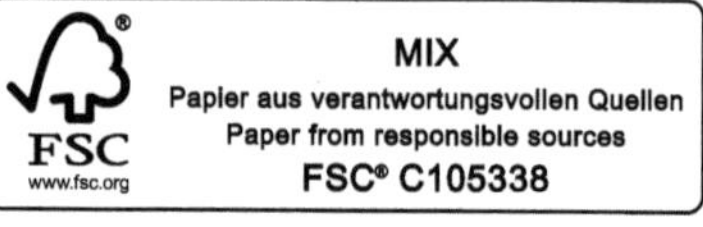

Printed by Books on Demand GmbH, Norderstedt / Germany